とっておきの診療ノート

僕とすてきな友人たちとの6つの物語

松田幸久
MATSUDA YUKIHISA

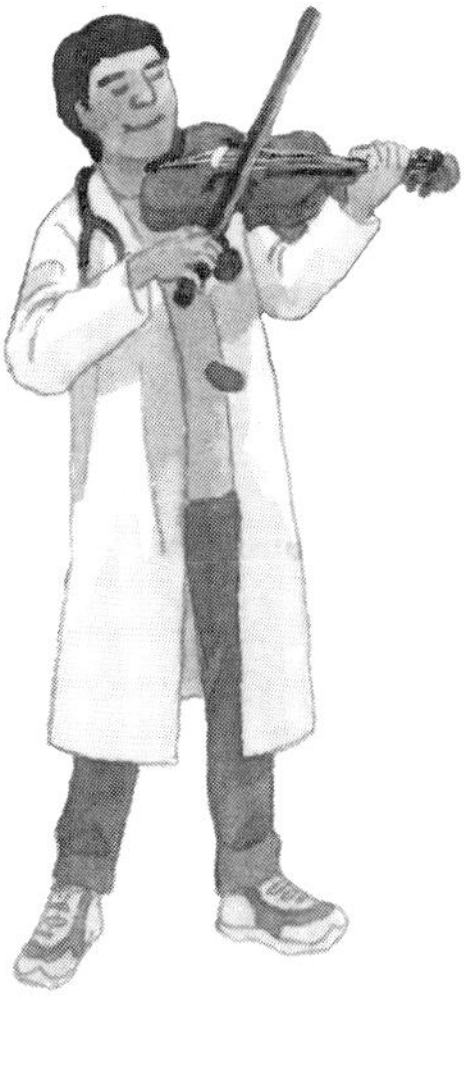

幻冬舎 MC

とっておきの診療ノート

僕とすてきな友人たちとの6つの物語

プロローグ

僕は2001年に鹿児島県鹿屋《かのや》市で子どもクリニックを開業し、地域の子どもたちを診察している小児科医です。僕が普通の小児科医と少し違うのは、これまでに3冊の絵本を出版したことがあることだと思います。クリニックのなかには図書館を併設していて、子どもたちに読み聞かせのイベントを開くこともあります。

絵本を書き始めたのは、難病を抱える子どもたちと長く接するようになったのがきっかけです。もともと勤務医として大学病院の小児科で先天異常外来を担当していて、その後子ども病院勤務を経て、クリニックを開業しました。そうした経緯もあり、開業にあたっては大学病院で生まれた難病の子どもたちを広く受け入れようと考えたのです。

開業から20年以上経ち、僕が診てきた子どもたちのなかにはすでに成人している人もいますが、今でもクリニックをたびたび訪れてくれます。

難病を抱えている子どもたちには、人生において多くの壁が立ちはだかります。一人で着替えができなかったり、トイレに行けなかったりと、常に周りの人たちの手助けがなければ生活できません。そのため健常者からすると、生きていくのが大変でつらい人生を強いられているように見えるかもしれません。しかし、そんな子どもたちを生まれたときからずっと見守ってきた僕からすれば、それは大きな誤解です。むしろ明るく前向きで、将来に大きな可能性を秘めたすてきな子どもたちです。実際に、彼ら彼女らが自分の得意なことを見つけ、驚くべき才能を発揮する光景を何度も目にしてきました。だからこそ、医師という立場を超えて子どもたちの気持ちに寄り添い、彼ら彼女らがどうしていいか分からないまま孤立してしまわないように、近くで見守り、力になりたいと思っています。

僕が絵本を書き始めたのも、難病を抱えた子どもを主人公にすることで、同じような境遇の子どもたちに将来に希望をもって生きてほしいと思ったからでした。

僕の絵本を読んだ子どもたちやこれまで出会ってきた子どもたちが、得意を活かして自らの人生を輝かせているということを聞かせてくれることは、小児科医としてこのうえない喜びとなっています。

今回は絵本ではなく書籍として、僕が実際に出会ってきた難病を抱えて生まれてきた子どもたちとの６つのエピソードをつづりました。文章として記すことでこれまで出会った子どもたちが僕に見せてくれた奇跡を、より多くの人に伝えられると思ったからです。

本書が全国の難病を抱える子どもたちのご家族や、彼ら彼女らに関わる身近な人たちの希望の光となり、子どもたちが自分の人生を輝かせるきっかけとなれば著者として、そして一人の医師としてとてもうれしく思います。

目次

プロローグ　3

ストーリー1
はかない命と遠い背中　9

ストーリー2
破り捨てた死亡届　33

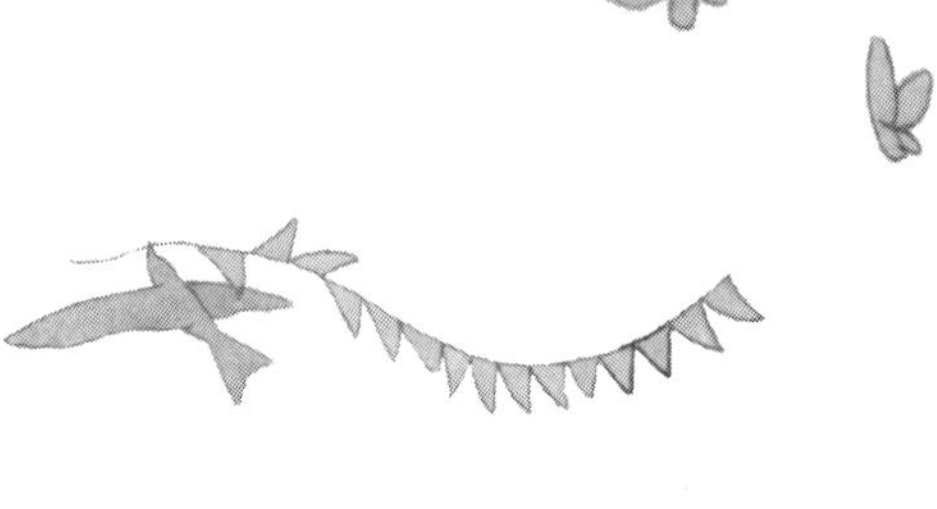

ストーリー3
帰ってきた双子ちゃん 65

ストーリー4
1本多い染色体には可能性がいっぱい 95

ストーリー5
僕らの街の音楽隊 125

ストーリー6
音のない世界に響くみんなの歌 159

エピローグ 188

ストーリー 1

はかない命と遠い背中

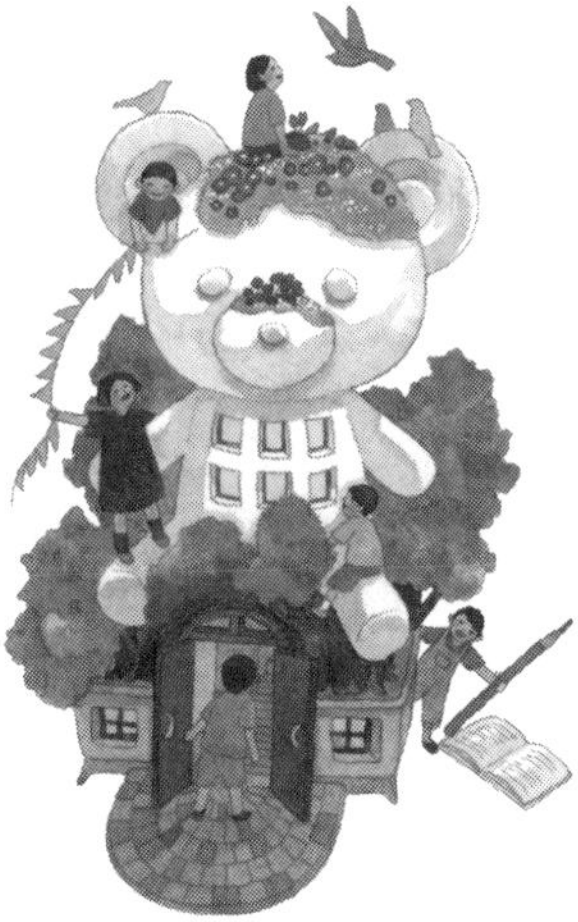

神経内科の医師になる、そう決めていたはずの僕は現在、鹿児島県鹿屋市で小児科医として難病をもつ子どもをはじめとした地域の子どもたちの診療を行っています。

臨床研修をともにしていた医学部の同級生の多くが専攻する診療科の選択を迷うなか、研修中にもかかわらず「この科を専攻します」と教授に宣言をするほど、僕は当初神経内科に対し非常に興味をもっていました。しかしそのあとに実施された3週間の小児科研修が終わる頃には僕の気持ちは180度変わり、最終的に小児科で難病の子どもたちを診る医師になろうと決意するまでに至ります。

僕の気持ちをそれほどまでに大きく変えたのは、カナちゃんという生後8カ月のダウン症の女の子と、のちに僕の恩師となる、カナちゃんの治療にあたっていた松本先生との出会いにありました。

僕が入院病棟でカナちゃんを初めて診たとき、彼女は意識がはっきりしておらず、重症の状態でした。そして、カナちゃんは通常の生後8カ月の赤ちゃんよりもやせていました。さらに、病棟医長からカナちゃんの担当になるように命じられていた松本先生と僕が身体所見を行おうとカナちゃんの腕を少し持ち上げたとき、ひじのところに小さなあざを発見したのです。これは……と、僕は嫌な予感を覚えました。

所見を続けていくと、カナちゃんの腕や足、脇腹など身体のあちこちには、タバコの火を押しつけられた痕が複数あることが判明しました。そのうえ、低栄養状態で腹水が溜まり、お腹の部分がものすごく膨れています。もしかしてこの子は虐待を受けているかもしれない……僕が感じた嫌な予感は所見を進めるうちにだんだんと確信に変わっていきました。この異常事態に対処すべく、松本先生と僕はカナちゃんに応急処置を施したのち、カナちゃんのお母さんを呼び出し、話を聞くことにしたのです。

カナちゃんは双子で、ダウン症だと生まれてすぐに診断されています。ダウン症は、染色体異常により発症するもので、心臓や呼吸器、目、耳、鼻などに疾患があることが多く、カナちゃんも生まれながらに心臓に穴が空いていました。

双子のもう一人は健常で、ご主人とその両親は「双子で生まれたけれども、その一人がダウン症であるならば、その子はいらないね」と言ったのだそうです。タバコの火による痕をつけたのは、おそらくご主人だろうということでした。僕たちが話を聞いたとき、お母さんは震えた小さな声でそれだけ伝えると、あとはずっと黙ったままったく喋ろうとせず、自分を恥じ入るかのように顔を隠し背中を丸め今にもどこかに消えてしまいそうな様子でした。

カナちゃんの入院期間と僕の小児科での実習研修期間がかぶっていたこともあり、病棟医長からカナちゃんのお世話係をしてほしいと命を受けました。僕はカナちゃんのためにどんなことも精一杯やろうとこのとき心に決めました。

虐待されていた子どもが入院した場合、病院は児童相談所に連絡し、一時的に親元から引き離す措置を取ります。カナちゃんの場合もその措置が取られたため、カナちゃんへの両親の面会はすべて却下されました。直接虐待に加担していないものの、どんな理由や思いがあるにせよカナちゃんが虐待されていることを知りながら黙って見ていたことは、虐待をするのと同じとみなされ、お母さんでさえもカナちゃんとの面会は叶いませんでした。お母さんは、カナちゃんの着替えやおむつなどを持ってきたとしてもカナちゃんには何もできないどころか、病室に入って看護師に渡すことすらできなかったのです。

カナちゃんの治療は、お腹に溜まっている腹水を抜くことから始まりました。松本先生がカナちゃんのお腹にチューブがついた細い針を刺し、少しずつ腹水を抜いていきます。僕は最初カナちゃんの様子にさらなる異変が起こらないか、ただ見ていることしかできませんでした。カナちゃんが入院中に過ごした部屋は、小児病棟の大部屋で、カナちゃんのほかに白血病の子と筋ジストロフィーの子が入院しています。松本先生はほかの患者の治療をしなければいけないため、いつもカナちゃんのそばにつきっきりでいられるわけではありません。しかし、代わりに僕ができるかというと、まだ学生だったこともあり直接の治療はできないというもどかしい状態でした。

すると、そんな僕の様子を見かねて白血病の子と筋ジストロフィーの子のお母さんたちが「学生さん、ただ見ていても何もならないわよ」と声をかけてくれ、僕はハッとしました。そのとおりです。治療ができないからといって何もできないわけではありません。松本先生がいなくても、自分ができることは精一杯やろうとせっかく心に決めていたのに、僕は何も行動に移せていませんでした。

そうか、カナちゃんは低栄養状態だからまずは身体に栄養を与えて、おむつも替えなければ。臨床研修の前に医学部の授業で学んだこともあったはずなのに、経験の浅い僕は実践でそれらをきちんと引き出すことができなかったのです。ミルクのあげ方といった基本的なことすら分かっていませんでした。

「まだ若いものね。慌てて何もできなくても無理ないわね。大丈夫、私たちが教えるわ」

そう言うと二人のお母さんは、僕にミルクの作り方、飲ませ方、おむつの替え方、身体を時々拭いて着替えをさせることなどを一つずつ丁寧に教えてくれました。お母さんの説明を聞いて、そうだった、この手順でやればよかったのだと落ちつきを取り戻すことができ、少しずつ自分一人でもカナちゃんのお世話ができるようになっていきました。

そんなある日、病室の廊下側の窓ガラス越しにちらりと人影が見えました。誰だろうと思い見てみると、カナちゃんのお母さんでした。お母さんが窓ガラス越しにまっすぐカナちゃんを見つめていたのです。

僕はカナちゃんの姿が見えるように、抱っこしたままカナちゃんを彼女のお母さんのほうに向けてみました。すると、お母さんは急に振り返った僕に少し驚いた様子でしたが、カナちゃんのことを愛おしそうに見つめたあと、何かを訴えるかのような目で僕を見ながらそっと会釈をしてくれました。彼女のその様子に、お母さんの自分でカナちゃんの世話をしたいという意思を感じました。そうでなければ、3日に1回という頻度で着替えやおむつを届けに来てくれないだろうし、長時間カナちゃんを愛おしそうに見ていることもないはずです。

それから2週間経ったある日の朝、カナちゃんのカルテを見ていると、もうすぐ彼女の1歳の誕生日だということに気づきました。僕の研修期間中にたまたま誕生日を迎えるなんて、なんと偶然なんだろうと思い、同室の二人の子どもとそのお母さんたち、松本先生や看護師さんたちに声をかけ、カナちゃんが回復して元気になるようにという願いを込めてお誕生日会を開催することにしました。

この頃にはカナちゃんの意識もはっきりしてきており、大きな目で僕や周囲を見てはダウン症の子の特徴の一つである舌をペロペロと口からはみ出させて笑います。誕生日当日も、僕たちが「カナちゃん、お誕生日おめでとう」と言ってプレゼントを渡すと、大きな目をぱちくりさせながら、舌を出してご機嫌な様子で笑ってくれました。この日は特別にホールケーキも用意して、カナちゃんのためにろうそくを1本立て、カナちゃんと一緒に皆で「フーッ」と吹き消してお祝いしました。

しかし、このような幸せな時間はそう長くは続きませんでした。誕生日会から数日経った頃、カナちゃんはお昼の離乳食を食べ終わり、いつものようにお昼寝をしているときにそれは起きました。

ちょうど、僕が松本先生と看護師が今後の治療方針について話しているのを聞いていたときです。突然、乾いた咳のような小さな音が2、3回聞こえ、すぐさまカナちゃんのベッドの近くにいた別の看護師が異変に気づき、「カナちゃん！」と叫びました。

その場にいた全員がすぐにカナちゃんのほうに顔を向けると、カナちゃんは顔を真っ赤にして、苦しそうにもがきながら泣いています。何かを誤嚥《ごえん》したことが原因で呼吸困難に陥っていたのです。

「先生！　大変です！　カナちゃんが！」

僕は松本先生に続いて慌てて病室に入りました。松本先生がすぐにカナちゃんの口に指を入れ、中にあるものをすべてかき出そうとします。カナちゃんの口からお昼に食べた離乳食が出てきますが、すべては出し切れていないように見えました。

松本先生は次にカナちゃんを抱きかかえ、背中を叩いたあとに胸を突く動作を繰り返し行いカナちゃんの口に入っているものの除去を続けましたが、カナちゃんの呼吸は戻りません。それでも松本先生は諦めず気道を確保するため気管に柔らかいプラスチックのチューブを挿入してカナちゃんの蘇生をなんとか試みました。

しかし、カナちゃんはどんどんぐったりしていきます。松本先生が決死の形相で心臓マッサージを行いますが、カナちゃんの身体はだんだん力が抜けていき、皆の必死の思いも届かず最後にはとうとうピクリとも動かなくなってしまいました。

そんなはずはないと思い僕はすぐ近くで青ざめながら、カナちゃんがまた息を吹き返し、大声で泣いたり、舌を出して笑ったりするに違いない、カナちゃんを生き返らせてくださいと心の中で祈り続けました。医師を目指す身でありながら、最後は祈ることしかできない自分の不甲斐なさに、思わずグッと強く手を握りしめ過ぎてしまい、手のひらには自分の爪の跡がはっきりとついていました。額には汗が、目には涙が浮かんでいるのを隠す余裕もありませんでした。

咳の音とともに看護師がカナちゃんの異変に気がついてから、実際にはほんの20分程度の時間だったと思いますが、僕はまるで何時間も経っているかのような疲労を感じていました。

松本先生がとうとうカナちゃんへの心臓マッサージを中断しました。カナちゃんの手首を取り、脈拍を確認し顔をしかめます。そして僕たちの前に立ち目をつぶったあと、静かに首を横に振りました。

それまで緊迫していた病室内の空気は一気に悲しみに満ちていき、その場にいた看護師さんたち、同室の二人の子ども、そのお母さんたちも全員が息を詰まらせ呆然としていました。僕は息をするのを忘れ、立っているのがやっとの状態でした。

そのとき病室の外から高く大きな音が聞こえたのです。

ハッとして廊下のほうを見ると、カナちゃんのお母さんが大声で叫びながら泣き崩れています。その悲しい姿を見て、病室内にもすすり泣く声が広がっていきました。

そのあと、死因の特定と、診断の妥当性や治療効果の確認のため、カナちゃんの遺体の解剖が行われました。

死因の原因の一つは心臓に空いていた穴にありました。ただ直接の原因は、誤嚥性肺炎ということが分かりました。誤嚥性肺炎は、食べ物や唾液が気道に入ってしまうことがきっかけとなり、主に口の中の細菌が肺に入り込んで起こる肺炎です。カナちゃんは心臓に穴が空いていたことや低栄養でお腹に腹水も溜まっていたこともあり、いつ心停止がきてもおかしくない状態でした。

松本先生も僕もほかのスタッフも、誰かのせいで起きてしまったことではないということは分かっていました。それでもカナちゃんの死は、僕の心に大きな衝撃となって残りました。


僕はカナちゃんのお世話係として、松本先生がカナちゃんのお母さんにカナちゃんが亡くなった経緯を説明する場に同席しました。松本先生の説明が終わると、カナちゃんのお母さんは肩を震わせながら、俯いたまま小さな声で「先生たちがカナを必死に蘇生している様子をずっと見ていました。本当に、ありがとうございました」とつぶやき、座ったまま頭を下げました。

しばらくそのままでいたあと、ハンカチで涙を拭いながら顔を少し上げ、

「私が弱いばかりに、主人や主人の両親の言いなりになってしまいカナを守ってあげられませんでした。カナをちゃんと育てたいという気持ちはあったにもかかわらず、私は何もできなかった……」

そう小さな声で、初めて本音を伝えてくれました。そんなお母さんに対し、

「あなたのその気持ちは絶対にカナちゃんに届いています」と優しく包み込むように松本先生は言ったのです。

このときの松本先生の言葉は、ずしんと僕の心に響き、僕もいつか必ず松本先生のような医師になりたいと、心に誓いました。どんな医者になりたいのか、自分が進むべき道はどこなのかがはっきり見えた瞬間でした。

しばらくするとカナちゃんのお母さんは少しずつ落ちつきを取り戻していきました。

そして僕のほうを向いて、

「入院中、カナの世話をしてくださっていた学生さんですよね。時々、病室の外の廊下から見ていました。本当にありがとうございました」

そう言って改めて頭を下げてくれました。

「お母さんのこと、僕も気づいていました。本当はご自身で世話をされたいのではないかと思っていたのです」

「やはり気づいていたのですね」

「はい。慣れない手つきの僕を見てヤキモキしているのではないかと思っていました」

僕がそう言うと、このとき彼女は初めて小さな笑みを浮かべてくれました。

数日後、カナちゃんのお母さんからカナちゃんの葬儀の知らせが病院に届き、僕や松本先生をはじめ、小児科のスタッフ数人が葬儀に参列することになりました。

カナちゃんの通夜と葬儀はしめやかに営まれました。それから少し経ったある日、カナちゃんの供養も込めて小児科のスタッフで食事会が開かれました。みんながそれぞれにカナちゃんとの思い出を語り合い、しんみりとした空気が漂います。僕は、カナちゃんの泣き声、笑顔、大きくぱっちりとした目や匂い、身体の軽さなどを思い出していました。あちこちですすり泣く声が聞こえます。すると僕の隣に座っていた看護師さんが、

「皆さんもう泣くのはやめましょう。カナちゃんに笑われてしまうわ」と言いました。

「カナちゃんのためにも、我々は前を向いて、小児科スタッフとしてこれから誠意をもって子どもたちと向き合って、頑張っていきましょう」

別のスタッフが続けて言います。

このとき僕は、これからカナちゃんのようにダウン症だからとないがしろにされるような子が、この世から一人でも少なくなるように小児科医として尽力していきたい、と決心しました。こんなに深く悲しいものとなってしまったカナちゃんの死を決して無駄にはせず、子どもたちを虐待から救い出すために小児科医の立場からできることは何か模索していきたいと思ったのです。

そう気持ちが前を向いたまさにそのとき、その場にいた病棟医長が、

「松田くんはもうどの科に進むか決めたの?」

と僕に尋ねました。その一言を聞きその場にいた全員が話をやめ、僕の返事をじっと

待っています。いきなり注目を浴びて一瞬たじろぎましたが、僕はすっと息を吸って、はっきりと言いました。

「たった今、小児科に進むと決めました」

僕がそう告げた瞬間、皆のほころぶ顔が見えました。なかには拍手を送ってくれる人もいて、僕はうれしく思うとともに、思わず襟を正す気持ちになりました。

松本先生にはそのあとも小児科医としてのあり方や技術的なこと、患者やそのご家族への接し方、人としての生き方に至るまで多くのことを教えてもらいました。のちに僕が医者になって小児科で働くようになったとき、松本先生からは「採血とか点滴ができないと治療が始まらないから小児科医とはいえないよ」と言われたことをきっかけに、僕は1日も早く松本先生のような小児科医になりたいと思い、その日から病院に泊まり込んで、毎日入院中の子どもたちに対して採血や点滴をさせてほしいとお願いしました。僕のやる気が伝わったのか、松本先生も当直明けの朝は僕に採血を任せてくれました。もちろん最初からうまくはできませんでしたが、とにかく機会を逃さず努力をしました。

毎日繰り返し練習していたら、当直の先生たちも、次第に僕が泊まっていることを認識して、「朝の採血は松田くんにやってもらおう」とだんだんと言ってもらえるようにまでなっていきました。

半年ほど続けると、採血と点滴は多少うまくなったように思います。やはり何かをできるようになるためには努力が必要であり、松本先生もこうやって努力をされてきたのだと、改めて実感することができました。

血管確保やカテーテル挿入などの方法の一つであるカットダウンという手法や、注射器で骨髄液を吸引したり、血管が見えない子に点滴をする場合に皮膚を切ってそこから血管を取り出し点滴を入れたりといった、通常の点滴よりも難しい手技《しゅぎ》をやるときに、決まって松本先生からは「自分の頭の中で俺がやる手順をちゃんとできるようになってから手技をしないと、とんでもないことになるよ」と繰り返し言われました。僕はそうした手技ができるようになるために、松本先生の手技を何度も見て、観察し手順を覚え、自分の頭の中で何回もシミュレーションをするということを繰り返していったのです。

そんなある日、血管が見えにくい子に点滴を打たなければならないタイミングがありました。初めてということもあり少し緊張しましたが、今まで何度も繰り返してきたシミュレーションを頭の中で思い出しながら進められたおかげで、きれいに打つことができたのです。看護師さんたちからも初めてとは思えないと言ってもらえるほどスムーズに処置することができました。この経験は自信につながり、たとえ小さなものでも成功を経験することが大事であるということを学ぶきっかけとなりました。

また、松本先生から子どもたちへの接し方も学びました。知的障害や発達障害のある入院中の子どもたちに、松本先生は僕と接するのと変わらないとても自然な感じで話しかけます。その会話はまるで友だち同士の楽しげな会話そのものでした。その姿を見て、こんなふうに病院に来る子どもたちと付き合っていくべきなのだろうと感じたのです。

松本先生はその後、大学病院を辞めて、鹿児島市内の救急病院で勤務するようになりましたが、僕はしょっちゅう先生のところを訪ねては、自分が今仕事をしていて悩んでいること、患者との信頼関係の築き方などいろんな話を聞いてもらいました。

のちに松本先生は入院施設を完備した小児科だけの病院を開業しました。まさに先生の理想とする病院です。

僕はあちこちの病院を回っている最中だったので、1年間という約束で、松本先生の病院で働かせてもらいましたが、その1年は怒涛のような日々でした。小児科医が三人しかいないのに入院患者がいて、夜間の救急もすべて受け入れていたのです。僕は1週間のうち3日は当直をして、翌日はそのまま診察をするというハードな日々を過ごすことになりました。この働き方について、僕は松本先生に意見したことがあります。

「いくらなんでも小児科医三人で入院患者から外来、夜間まですべてを診るのは無理があります。患者第一なのは分かりますが、これでは僕らスタッフがもちません」

「松田くんの言うことはよく分かる。でも今はやるしかないんだ。患者は待ってくれない。必要とされているのであれば、それを我が使命として、全力で取り組むしかない。今はそういう時期なんだ。嫌なら残念だが辞めてくれていい。でも君には今いる若い医師を一人前の医師に育て上げてほしい」

僕は松本先生のこの言葉に、自分を顧みない無謀さのようなものを感じながらも、自分が理想とする病院に自分の人生のすべてを懸けているのだという松本先生の覚悟が見えた気がしました。

僕も小児科医としていずれ開業したいという思いがあったので、松本先生から習得できることがあればどんなことでも学びたいという気持ちが強く、僕も先生と一緒に今できることをしようと覚悟を決めました。1年間という期限があったからできたことだったと思います。

ある日、僕が松本先生の病院で働いているときに、大学病院で松本先生が診ていた子どもとお母さんにばったり会うことがありました。なんとその親子は僕のことを覚えていてくれて、「あら、松田先生、ここにいらしたんですね」と気軽に声をかけてくれたのです。そのとき、僕はうれしさとともに、松本先生が、患者や人との接し方の手本になってくれていたおかげなのだと改めて気づくことができました。

松本先生は土曜、日曜も地域の人たちに会って交流を深めていました。毎日息つく暇もないほどに働いている状況のなかで、近くの浜に「一緒に魚獲りに行こう」と近隣の子どもや親御さんたちと一緒に出かけて行ったり、月に一度は地域の子どもや親御さんたちと一緒に音楽会や絵本の読み聞かせをしたり、地域ぐるみのイベントのようなことを率先して引き受けたりして、楽しそうにしているのです。

松本先生が地域に溶け込み、頼りにされている様子が手に取るように伝わってきました。僕も松本先生と出かける機会がたびたびありましたが、近所の喫茶店に入れば、そこにいる地域の人と親しく話をし、海に行けば先生に声をかけてくる地元の人が必ず一人はいたのです。

そんな松本先生の生き方に、小児科医はこんなふうに生きることができるのだと深く感銘しました。松本先生が目指す小児科医としての地域医療のあり方を見せてもらい、医者でありながらこんなふうに地域の人たちと積極的に関わっている姿がとても羨ましくもありました。僕は松本先生のことを医師としての師だけではなく、人としての師としても尊敬するようになりました。

こうして松本先生と一緒に過ごすなかで、僕は自分も開業をしたら、地域の子どもたちと何か一緒にできるようになりたいと思うようになりました。そして、その夢を実現し、クリニックを開業することができたのです。

そのとき、最初に実施したことは、月一回の絵本の読み聞かせでした。これはうれしいことに、地域のお母さんたちから「このクリニックで絵本の読み聞かせをやらせてもらえませんか?」と声をかけていただいたことから始まっています。それは僕がやりたいと思っていたことでした。

次に僕が夢に見ていたことが形になったのは、クラシック音楽のコンサートです。それは知り合いから、「鹿児島出身で、ウィーンで活躍する音楽家がいて、夏休みに一時帰国するから、その方のコンサートをこの地域でやらないか」と声をかけられたことがきっかけでした。こうして地域の人たちとの縁があり、絵本の読み聞かせやコンサートを一緒に開催できたのも、松本先生と地域の人たちとの関わりを近くで見て学んでこられたからだと思います。

しかし、そんな僕の人生に大きな影響を与えてくれた松本先生は2006年にがんで亡くなりました。治療中にお会いしたことがありましたが、そのとき松本先生は自分の症状や手術の内容などを明るく話してくれ、その姿を見てこの先生なら絶対にがんにも打ち勝ってくれる、そう思っていたため亡くなった連絡をもらったときはすぐには信じられませんでした。

僕が松本先生と最後に会ったのがいつだったか正確なことは思い出せませんが、そのときに先生が、長期間入院している子どもたちが治療を受けながら学ぶことができる、院内学級のようなものができれば、と話してくれたことは今でもはっきりと覚えています。きっと先生が次に実現したかったことだったのだと思います。

こうしたカナちゃんや松本先生との出会いのおかげで今の僕があり、毎日子どもたちの診察を行うことができています。

最近、僕が診察した子どもたちが大人になり、年賀状で近況を知らせてくれることがあります。その年賀状には、闘病中の頃の僕との思い出が書かれていたりします。また、昔、外来で診ていた子が大人になって看護師として働いているという知らせもありました。そういった知らせはとてもうれしく、医師を続けてよかったと心から思います。

カナちゃん、そして松本先生との出会いが僕を小児科医へと導いてくれました。そして松本先生から小児科医としての患者との接し方を学んだことで、患者と医者という関係だけではなく、出会った縁を大切につながりをもち続けて子どもたちの成長を見守っていくことが今の僕の生きがいにもなっています。

ストーリー

2

破り捨てた死亡届

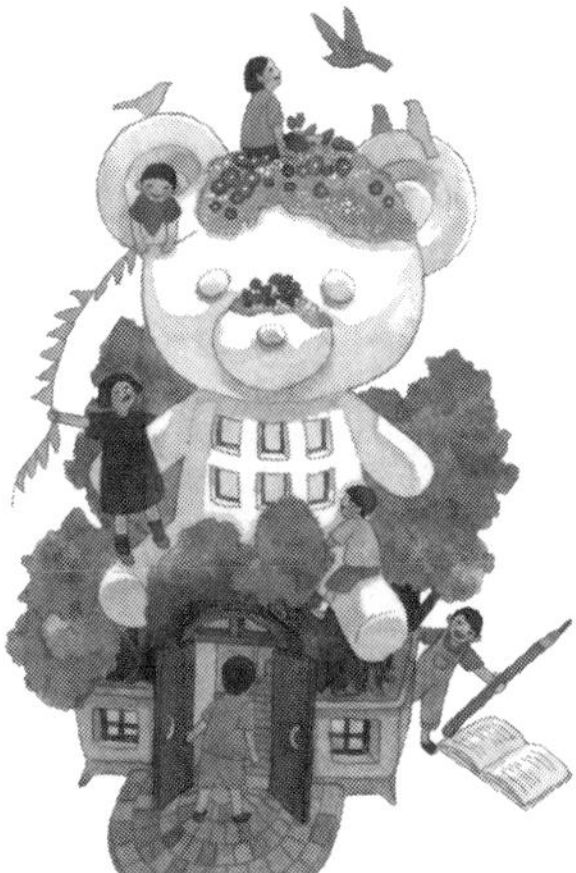

虐待が原因で病院に運ばれてくる子は少なくありません。特にダウン症などの疑いがある子に対しての虐待が多いことが小児科医として働くようになって分かってきました。僕が実際に診察した子どものなかにも、泣きやまないことから父親が手をあげてしまったケースや、子どもを壁に投げつけてしまったというケースがありました。

子どもの命を助けることが、僕たち小児科医の役目です。すでに起こってしまった虐待行為を止めることはできません。僕たちにできるのはただ一つ、傷ついた子どもを病院に連れてきたお母さん、お父さんたちに、その子の命の大切さについて話をすることです。

ダウン症のハルカちゃんもそうした患者の一人でした。

このハルカちゃんとの出会いが、当時、僕が決めかねていた、将来自分が小児科医として何を専攻していくべきかを決める大きなきっかけとなりました。

当時の僕は小児科医としてこれから研究していくための専攻を決めなければならず、悩んでいました。そんななか僕が出張診察で出向いたのは、僕が大学時代に所属していた難病問題研究会の活動でボランティアに通っていた南九州病院でした。

この病院の小児科には、長期のリハビリを必要とする神経疾患（てんかんや脳性麻痺など）の子どもや、長期入院する気管支喘息や腎臓に問題がある子が多く、その子どもたちを、僕を含めた四人の小児科医が手分けをして担当します。僕はここでリハビリをしている子どもや、発達が遅れている子どもたちの全身管理を担当することになったのです。

そのなかにはダウン症の子をはじめとした、さまざまな染色体異常の子どもや、発達の遅れた子どもたちがリハビリをするために入院していました。僕の具体的な仕事はそういった子どもたちの検査をすることです。患者と接していくなかで、僕は少しずつ先天異常の勉強をするようになっていきました。

ハルカちゃんとはこの病院で週に1回実施している小児神経科の検診で出会いました。生まれて間もないハルカちゃんを初めて診察したとき、多くのダウン症の子どもを検査してきたこともあり、顔つきに少し違和感を抱き、もしかするとダウン症ではないかという疑いがよぎりました。

ダウン症の子の顔には特徴があり、まんまるの顔で、目と目の間が少し離れていて、その間にちょこんと小さな鼻があります。これらの特徴にハルカちゃんがあてはまっていたのです。

さらに心臓の音を聞いたときに雑音があったので、僕はダウン症の疑いと、雑音に関して先天性心疾患の疑いありとカルテに記入しました。生まれて間もないこともあり、精密検査をするのはもう少し様子を見てからでもいいと思ったので、母親にその内容も併せて「ダウン症と先天性心疾患の疑いがあります」と伝えました。

しかしその一言がその後のハルカちゃんの生死に関わる大きな出来事に発展していってしまったのです。

それから数カ月後、僕はハルカちゃんと衝撃の再会をします。

その日は、喘息などのアレルギーを専門とし、南九州病院の小児科で責任者にあたる立場の先輩医師と二人で外来診療をしていました。先輩は小児科医として常にいろいろな治療のアイデアをもっているので、一緒にいて学ぶことが多く、僕は今夜も多く学ばせてもらおうと考えていました。

そこに救急で1歳に満たない女の子の患者が運び込まれてきたのです。

僕は最初、それがハルカちゃんだとは思いませんでした。その子の母親らしき女性が赤ん坊を抱きかかえていましたが、ぐったりしており、一刻を争う状態だということはパッと見てすぐに分かりました。

僕はとっさに女性から子どもを取り上げるようにして、自分の腕に抱きかかえると、その子はまだ温かく、かすかですがちゃんと呼吸はできていました。

僕は頭をフル回転させ、その子を小さなベッドに静かに横たわらせると、手を動かし始めました。急ぎ診察をして分かったことは、心音が弱く、雑音があることと、極度の飢餓状態にあり、脱水症状を起こしているということでした。まずは気道確保を行い、その後すぐに点滴を開始しました。これでとりあえずの危機は脱するはずです。

しばらくすると、呼吸が落ちつき始め、容態が安定してきました。しかし、なぜこの子はこんな極限状態になってから病院に連れて来られたのか、この家族に何があったのか、これから聞き取らなければなりません。

もしかしたら家族による虐待ではないのかという嫌な胸騒ぎを感じながら、カルテを確認しました。するとこの子が初診ではなく、一度病院に診察に来ていたことがあり、そしてその診察は僕が担当していたことが分かったのです。

毎日何人もの患者を診察しているからとはいえ、自分がこの子のことを忘れていたことを猛省しながら、気持ちを落ちつかせて目の前のカルテに向き合い直しました。

そうして自分が検診をしてダウン症と先天性心疾患の疑いがありと診察したハルカちゃんであることを思い出したのです。

そのとき、ほかの患者を診察していた先輩が僕の様子を見にきてくれて、一緒にハルカちゃんの両親に話を聞きに行こうと言ってくれました。僕は小さく頷くのがやっとでしたが、先輩とともに両親を診察室に呼びました。

そして話を聞こうと僕が口を開きかけたとき、

「先生、説明は結構です。ここへは死亡届をもらいに来ただけなんです。今すぐ点滴を外してください」

そうハルカちゃんのお父さんから非常にショッキングな申し入れがあったのです。

僕が先輩のほうに目を向けると、先輩は僕の目を見て、小さく頷きました。僕は先輩の真剣なまなざしに「何としても両親を説得してこの子を救おう」という強い意志を感じ、頷き返します。と同時に、ハルカちゃんは、やはりダウン症ということから虐待されていたのだと確信したのです。

ダウン症のような先天性疾患のある子が生まれたことで、その子とどう向き合って育ていけばいいか分からず、その子のことを考えたゆえにその子の命を終わりにしてしまおうと考える家族はゼロではありません。難病を抱えた子どもを育てることが家族によっては負担と考えてしまう可能性も想像できます。それでも、そういった子どもたちの命を家族が奪い取ってしまうことは断じて間違っています。どうしたらこうした悲劇をなくすことができるのか。僕は目の前にいるハルカちゃんのご両親がこうした選択をしてしまったことが悲しくてたまりませんでした。

先輩が「それはどういうことでしょうか」と穏やかに声をかけると、ご主人は膝の上で握っていた手を緩め、小さなため息をつくと、ゆっくりと事情を話し始めました。

「妻がハルカの生まれてすぐの検診で、ダウン症と先天性心疾患の疑いがあると診断されたと私に話したことが始まりでした。妻も私もショックで、どうしていいか分かりませんでした。家には私の両親が同居していましたので、両親にもそのことを話したんです。初孫が生まれて喜んでいた両親も、この話を聞いたとき笑顔が消えてしまいました」

その日から家の中がしんと静まりかえり、誰も何も話そうとしなくなったとご主人は肩を震わせながら話を続けてくれました。

そんななかでハルカちゃんの泣き声だけが響いたといいます。

「妻はハルカが泣けば、自分も涙を流しながらミルクをやったり、おむつを替えたりしていました。でもあるとき、母が妻に向かって言ったんです。『もうその子にミルクをやらないで！』と」

ここまで話すとご主人は下を向き、黙ってしまいました。ハルカちゃんのお母さんも手で顔を覆い泣いています。

先輩は「少し休憩をしましょう」と二人に言い、僕の肩を叩きました。そのまま僕たちは一度席を外しました。

僕が先輩に続いて診察室を出ると、先輩は僕を廊下の隅に呼び、小声で、でも力強く「この子は絶対に助けなくてはいけない。そのために最大限できることをしよう。でもご家族の意向は無視できないから、とにかく穏やかに、ご両親がこの子を育てたいという気持ちになってもらえるように根気よく話し続けていこう」とアドバイスをしてくれました。同じ気持ちの僕も、力強く頷きました。

僕と先輩が再び診察室に戻ると、ハルカちゃんのお父さんは椅子から立ち上がり、間髪入れずにこう続けました。

「私の両親もこの子を育てることに大反対なんです。ダウン症の子どもを育てるのは並大抵のことではありません。ハルカの将来を考えたって、この壁をどう乗り越えて生きていけばいいんですか！　もともと心臓に疾患があるっていうことですし、だったらこの子のためにも1日も早くその命を終わらせてやるのがいいんじゃないかって……」

僕はこの人も悩み、苦しんでいるのだと感じました。決してハルカちゃんのことをないがしろにしているわけではないのです。ただご主人が言っていることは間違っています。どうすればハルカちゃんを助けることができるのか必死に考えていると、先輩が席を立ち、紙コップに水を入れてご主人と奥さんの前にそっと置きました。

するとご主人は水を一気に飲み干し、先輩と僕を睨みつけたあと、バンッと両手を机の上に叩きつけ舌打ちをして診察室を出て行ってしまいました。

ハルカちゃんのお母さんは俯いたままハンカチで顔を覆い泣いていています。

「ハルカちゃんのお母さんとしてずっとミルクをあげられずにいたのはつらかったでしょう。よく我慢されましたね」

先輩がそう声をかけ、水の入ったコップを彼女が取りやすい位置に置き直すと、お母さんは消え入るような声で「ありがとうございます」と頭を少し下げながら震える手で水の入ったコップを取り、少し飲み込み、涙をこらえるように少し上を仰ぎながら、「はい」と小さく返事をしました。このときが、ご主人が側にいないこともあってかようやくハルカちゃんのお母さんが言葉を発した瞬間でした。

先輩は僕の顔を見て、「今だ！」と分かるようにしっかりと僕の目を見て頷きました。僕も無言で頷き返しました。ハルカちゃんのお母さんは、少し落ちつきを取り戻したのか、身体の震えも止まり、俯きながら話し始めました。

「ハルカの疾患が分かって、私もどうしたらいいか分かりませんでしたし、この子の将来を考えても不安はつのるばかりでした。義父母の言うことには驚きましたし、間違っている、そんなことできないと思う反面、そういう考え方もあると理解できる部分もあったんです。もともと、私は主人の決めたことに逆らえませんでしたし、主人は両親の言うことに逆らえないところがありましたから、私がそう決めたわけじゃないと自分に言い聞かせてハルカが弱っていくのをただ見ているしかありませんでした。でも、それがこの子のためのようにだんだん思えてしまって……」

ハルカちゃんのお母さんはそう言いながら俯きます。先輩はハルカちゃんのお母さんに向かって、

「ハルカちゃんの命はあなたやご主人、ましてやご主人のご両親のものではないのですよ」そう告げました。すると、「分かっています！」とハルカちゃんのお母さんはすぐに答えたのです。

その瞬間僕は自分のなかに急に沸き起こった怒りの感情をどうにも抑えきれず、「い

いいえ！　あなたは分かっていません！」と、声を荒らげてしまいました。

もし本当に彼女が分かっているのならこんな事態になっているはずがありません。思わず声を荒らげてしまった僕の腕を先輩が引っ張り座らせて、優しく背中を叩いてくれたことで僕は我に返りました。お母さんに思いとどまってもらうためになんとか説得するつもりが、つい怒りに任せて彼女にきつい言葉を投げてしまった自分が情けなくなりました。

そのときご主人が勢いよくドアを開け、僕たちのいる部屋に戻ってきました。戻るなりご主人は再び、「私たちの気持ちは変わりません。今すぐに点滴を外して死亡診断書を書いてください」と先輩と僕に射るような視線を向けて言ったのです。

こんなにも強い意志をもった人の気持ちを変えるにはどうしたらいいのか分からず、僕は黙っていることしかできません。

すると隣にいた先輩がハルカちゃんのお父さんの目をまっすぐ見つめ、

「今、お母さんにはハルカちゃんの命は誰のものか、という話をしていました。お父さんはハルカちゃんの命は誰のものか、考えたことはありますか？」

そう問いかけました。ハルカちゃんのお父さんは急な質問に少し驚いた表情を見せ、思わず先輩から目を背けました。

「ハルカちゃんの命は、二人のものでも、もちろんお父さんのご両親のものでもありませんよ」

そう続けた先輩に、目を背けていたハルカちゃんのお父さんが先輩を見つめ直し、

「分かっていますよ！　ハルカの命はハルカのものだと言いたいのでしょう。そんなことは分かっていますよ！　でも、1歳にもならない子どもがどうやって自分の命の権利を主張するんですか！　何もできないこの子の将来をどうしたらいいか、大人になるまで支えていくのは私たちなんです！　私たちがこの子の代わりに命の権利を考えるのは当然でしょう！　だいたい、ダウン症で心臓にも欠陥がある子をどうやって育てろというんですか。あなたたちはそこまではしてくれない、子育ては大変なんです！　とにかく点滴を外して死亡診断書を書いてください！」

大声が部屋中に響きわたりました。やはり、ハルカちゃんのお父さんの気持ちは変わらない、どれだけ僕たち医師が命の大切さについて伝えても、伝わらないのではないかと絶望しかけました。

しかしこのままではハルカちゃんの命を救うことはできない、僕たちも医師として諦めるわけにはいきません。僕は気持ちを落ちつかせるために少し深呼吸をして、

「では、どうか一晩だけ時間をいただけませんか。一晩だけでいいので、もう一度じっくりと考えていただけませんか」

どうにかこの提案だけは呑んでくださいと頭を下げました。するとハルカちゃんのお父さんも少し言い過ぎたと感じたのか、

「分かりました。意見は変わらないと思いますが、先生の指示に従います。明日の朝、また改めてお伺いさせていただきます」

そう告げて、ハルカちゃんのお母さんを連れて部屋をあとにしました。

時間は夜の9時でした。ハルカちゃんのご両親との約束は今夜一晩なので、明日の朝までと考えるとまだ時間はあります。空を見上げると、綺麗な三日月が見えます。僕はこの三日月に向かってどうかご両親にハルカちゃんを生かす決断をさせてくださいと思わず心の中で祈りを捧げました。そして改めて、先輩がハルカちゃんのご両親に言った「ハルカちゃんの命はハルカちゃん自身のものです」という言葉に、まったくそのとおりだと強く思ったのです。この言葉がハルカちゃんのご両親だけではなく、難病を抱えて生まれてくるすべての子どもたちの親たちに理解してもらえるように、今後は尽力していこうと、このとき僕は決意しました。

翌朝、ハルカちゃんが治療を受けているベッドのすぐそばで再び両親と話すことにしました。ハルカちゃんの姿を見て、最終的な決断をしてもらいたかったのです。

僕がハルカちゃんを前に「どうされますか?」と聞くと、ご主人はハルカちゃんのほうをまったく見ないまま、「点滴を外して死亡診断書をください」と静かに言いました。お母さんはハルカちゃんのことが気になるのか、ハルカちゃんをじっと見つめています。

そこまで言われてしまったら、もうどうすることもできません。一晩という約束でしたし、僕に残された道はハルカちゃんの点滴を外すことしかありませんでした。

先輩が小さくため息をつき肩を落とす姿を見て、先輩も僕と同じように、このつらく悲しい瞬間をなんとか耐えようとしているというのが分かりました。

延命処置を希望しないと家族が言うのであれば、そのように対応をしなければなりません。僕はどうしようもない感情に襲われながら手を動かし始めました。

そのときです。


「いやあー！」

耳をつんざく悲痛な叫びが部屋中に響きわたりました。僕は一瞬、目眩を覚えましたが、すぐに周囲を見渡しました。

ハルカちゃんのお母さんが、ありったけの声を出し切った様子でお腹に両手を押し当て、目から涙をぽろぽろと流しながら、それを拭う様子もなく、ただ一点、ハルカちゃんを見つめています。

「治療を……どうか治療を続けてください！」

彼女はよろめきながら、ハルカちゃんが寝ているベッドに近づくと、ハルカちゃんの頬に手を当てて、「ハルカ、ごめんね。ごめんなさい」と何度も言いながら、愛おしそうにハルカちゃんに顔を近づけます。ハルカちゃんの顔にお母さんの涙がぽたぽたと落ちていきました。


ご主人はそんな奥さんをただ見ていましたが、すぐに奥さんの腕をつかみます。

「おい！　何をやってるんだ！　いい加減にしろ！」

ご主人の叫ぶ声を聞いて、慌てて僕がご主人の腕をつかもうとすると、先輩の手が僕が動くのを制しました。僕は思わず先輩を睨みつけると、先輩は僕をじっと見つめ、首をただ横に大きく振りました。そのとき、再び大きな声が聞こえます。

「いい加減にするのはあなたのほうです！」

ハルカちゃんのお母さんが、ご主人の腕を自ら振り解き、ご主人を睨みつけています。

「あなたには分からないんですか！　ハルカが今、この瞬間も必死に生きようとしているのが！　先生たちの治療によって生き延びようとしています。その命を奪う権利は、あなたにも私にもないんです。私はもう我慢しません。この子のためにあなたの言いなりにはなりません」

「お前……！」

ご主人が手を振り上げ、奥さんを打とうとするのが分かりました。

僕は心の中で「あっ！」と叫んだのと同時に先輩がご主人の腕を押さえるのが見えました。

ご主人は先輩につかまれた腕を振り解くと、その場に座り込み、笑い出します。

「そうか……好きにしろ。俺はどうなっても知らないぞ。おふくろたちのこともお前が説得しろ」

ハルカちゃんのお母さんは、そんなご主人を見下ろします。その目にはもう涙はありませんでした。

「分かりました。ハルカのことは私がお義母さんたちに話します」

そう言うと、彼女はハルカちゃんに向き直り、ハルカちゃんの足をさすりながら、微笑みました。

ハルカちゃんのお母さんの気持ちが変わったことは大きな一歩でした。またハルカちゃんがこのまま治療を続け、生きるチャンスを与えられたことに僕はつかの間の安心を覚え、ほっと胸を撫で下ろしました。しかし、依然としてお父さんは完全には納得していないことは分かっていました。まだ油断できない状況です。

その後、僕と先輩はハルカちゃんの両親を診察室に案内し、そこで再び話をすることにしました。

ご主人は事の展開をまだ受け入れられていない様子で、ふてくされた感じで椅子に座り、奥さんをじっと見ています。その目には、自分が今まで見たことのなかった奥さんの態度に対してどう接したらいいのか分からない戸惑いのようなものが感じられました。

一方の奥さんは、落ちつきを取り戻し、これまで見せたことがない生きる力がみなぎった表情で座り「昨夜は申し訳ありませんでした」と先輩と僕に頭を下げると、自分の気持ちを語り始めました。

「私、ハルカが診断を受けたときから、この子のことをちゃんと見ることができていなかったんだと思います。だから夫や義父母に言われるままにこの子から目を背けて、見て見ぬふりをしたんです。でも今朝、病室で寝ているハルカを見たとき、ハルカの命を感じました。ああ、この子は生きようとしているって分かったんです。そのとき、ようやく昨夜先生たちが言っていた『この子の命はこの子のもの』ということがちゃんと理解できたように思いました。そうしたら目が覚めたような気持ちがして、私がもっとしっかりして、この子を育てなきゃって心が定まったんです」

「それはよかった。我々もうれしいです。これから一緒にハルカちゃんの回復に努めましょう」

「はい」

ハルカちゃんのお母さんはそう返事をすると、ご主人を見て、その手を取りました。ご主人は奥さんの手を振り解きますが、奥さんはまたすぐにご主人の手を取り、強く握り直します。

「あなたも本当はつらかったんでしょう。お義母さんたちに言われて」

ご主人は俯き、握られた手を振り解こうとしますが、奥さんはその手を離しません。

「あなたがお義母さんたちに逆らえないことは分かってる。でも考えてみて。私たちがやろうとしたことは人殺しと同じよ。生まれたばかりの赤ちゃんだって、人間で、命があるんだもの。親だからってそれを勝手に奪うのは間違いよ」

ご主人はようやく奥さんに握られていた手を振り解くと「分かってるよ。そのくらいのこと」と言い放ちます。

「いいえ、あなた、分かってないわ。ちゃんとこっちを見て」

奥さんはご主人の顔を両手で挟み、ご主人と見つめ合いました。

「ねえ、目を覚まして。ハルカは私たちの子どもなのよ。生きている人間なの。あなただって、ハルカが生まれたとき、すごく喜んで、『お前に似て美人になるといいな』って言ってくれてたじゃない」

ご主人は奥さんの手を払いのけると、自ら奥さんをじっと見て、「俺だって分かってるよ。本当はハルカを殺したくなんかない。でもおふくろたちの言い分を聞いてたら怖くなって……本当に俺たちに育てられるのかなって……。いっそのこと、事故でも病死でもいいからハルカの命が尽きてくれたらいいってずっと祈ってた。一日も早くハルカが苦しまずに自然な形で天国へ行けるよう祈ってたんだ」

「でもハルカは生きています」

奥さんがそう言うと、今度はご主人が奥さんの手を取って、「そうなんだよ。昨日ここに来てから、もうすぐ楽になるぞハルカ、ごめんなって、何度も心の中でハルカに話しかけていたのに……」

そこまで話すと、ご主人はぽろぽろと泣き出しました。

奥さんはご主人の肩に手を置き、さするようにして寄り添います。

先輩が、二人に水を差し出すと、二人はそれを少しずつ口に入れ、落ちつきを取り戻していきました。

さらに時間が経ち、ようやくご主人は泣きやむと、奥さんの目を見て言いました。

「ごめん。俺も腹を決めたよ。お前と一緒にハルカを育てる」

そう言うと、ご主人は奥さんの手を握り、僕たちのほうへ向き直り、頭を下げました。奥さんもそれに従います。

「先生方、昨夜は失礼な態度を取り本当にすみませんでした」

僕と先輩は目を合わせ、微笑みながら頷き合います。

「ご主人、奥さん、本当によく決心してくれました。私たちもできる限りフォローをしますので、一緒に頑張りましょう」

「はい。ありがとうございます」

二人は再び見つめ合い、「ハルカの様子を見てきてもいいですか?」と言います。

「もちろんです」と先輩が言うと同時に、二人は席を立ち、部屋を出て行きました。

その日からハルカちゃんのご両親は前向きにハルカちゃんの治療に協力してくれるようになり、ハルカちゃんの回復を見守るようになっていったのです。また、一度だけ、ご主人のご両親を連れて四人でハルカちゃんの見舞いに来てくれました。そしてとうとう、ハルカちゃんは無事に退院の日を迎えることができたのです。

僕はその頃から周囲から「松田先生、染色体異常を専攻したら？」と言われるようになりました。染色体とは複数の遺伝子を記録したもののことで、染色体異常とは、遺伝子がもっている遺伝情報がいろいろな生態機能をもつたんぱく質の合成を通じて具体的に現れ出る際に異常をきたすことにより、さまざまな症状となって出てくる状態のことをいいます。それはいわばハルカちゃんが抱えていた先天性の疾患です。

この先天性疾患を研究するということは、ダウン症や生まれながらにいろんなところに異常が見られる病気の子どもたちの原因を見つけ、彼ら彼女らの生き方の手助けになるかもしれない、と僕は考えるようになりました。また、この当時、南九州病院に母子入院している子どものなかに、ダウン症以外の染色体異常の子がいるかもしれないと勉強を始めていたこともあり、この学問である臨床遺伝学をこれから自分が研究していく専攻にすることは医者としても、また今の自分にとっても、とても必要なことだと思い、決断しました。

遺伝性疾患はたくさんあります。ダウン症のような染色体異常症や代謝異常症、また骨の病気や、遺伝性筋疾患である筋ジストロフィーなども含まれます。僕はその後、染色体異常の子を診る機会が多くなり、先天異常の学会などに出て発表をさせてもらうまでになりましたが、今でも勉強の毎日です。

また、指導医の勧めから、遺伝子カウンセリングというものを行うようになりました。お母さんのお腹の中の赤ちゃんに遺伝性疾患があるかどうかを調べる検査の際、親御さんは結果が出るまでいろんな不安や想像を膨らませ、悶々とした気持ちを抱えます。そうした気持ちをカウンセリングで和らげていくのです。またこの検査でお腹の子がダウン症だという結果が出た場合でも、その子が生まれてきて困らないようにフォローをするといったことも行いました。

このカウンセリングをきちんと行うことで、ハルカちゃんの身に起こったようなことを減らしていけるはずだと、カウンセリングを続けていくうちにだんだんと感じるようになっていきました。

僕はその後、鹿児島大学病院に戻り、先天異常外来を担当することになったのです。その外来は、いわゆるはっきりとした不調があり、診察して心臓の治療をするとか、てんかんのような病気を治療するというものではありません。外来を訪れた子どもの発達状況を診て、それがどういう病気につながるのかを見極めていく診察です。

前回この外来に来たときと今回で違っているところはないかをカルテはもちろん、カウンセリングを通して見つけるということが大切になります。

例えば歯が生えてきたことを見つけたら、それは大きな成長の一歩です。そのことをお母さんに伝えると、とても喜ばれます。そういう意味では診察ですが、親御さんたちと一緒にその子の成長や変化を見守っていきました。そうすると、その子がもっている本来の病気が分かってきたりするのです。

でも実際に診察を続けて「この子はこういう病気です」と診断がつくケースは全体の

3割くらいです。あとの7割くらいについては、発達が遅れているという意味の「発達遅滞」という漠然とした診断にしかなりません。僕がカウンセリングを始めた当時はまだ自閉スペクトラム症というようなものが世の中的にはっきりと確定されていなかったことも大きく関係していたのではないかと思います。

実際に大学病院内でも、ほかの科の先生たちは難病や発達障害の子ども、特に自閉スペクトラム症の症状があるような子どもたちに対して理解を示してくれることは少なく、なかには医者としてあるまじき差別的な発言をするような人もいました。

その頃は本当に染色体異常の子どもの事例が少なくて、はっきりとした病名がつけられていないものが多かったので仕方がないにしても、医者として一人ひとりの命を救いたいという気持ちは同じはずなのになぜ理解してもらえないのか悔しくてたまりませんでした。

だからこそ僕は外来で診察をし、集めたデータから学会で発表をするなどして、臨床遺伝学の研究に貢献できるよう努め、一刻も早く多くの人たちに理解してもらえるよう行動し続けました。

実はハルカちゃんとのお話には続きがあります。僕はあのあとにハルカちゃんと再会することができたのです。それは、僕が鹿児島大学病院で先天異常外来を担当していたときでした。

ハルカちゃんは僕の外来に患者として来たのではなく、ハルカちゃんの心臓カテーテル検査のために来院していました。タイミングが合わなければ再会できていなかったかもしれません。本当に偶然、僕が小児病棟の廊下を歩いているときにばったり会うことができたのです。

でも僕は最初、まったく気づきませんでした。ハルカちゃんの治療をしてから3年ほど経っていて、ハルカちゃんも成長し、自分の足で歩いていましたし、何よりお母さんが当時とは比べものにならないほど幸せそうに見えたからです。先にお母さんが僕に気づいてくれました。

「松田先生！　松田先生ですよね。今はこちらの病院にいらっしゃるんですね」と声をかけてくれたのです。

それでも僕は思い出せず、どこかで会ったかなあとキョトンとしていました。すると「南九州病院でお世話になったハルカの母です」と言われて、びっくりしたのと同時に感動しました。

あの瀕死状態だったハルカちゃんが、その後、大事に育てられていることが見て分かりました。彼女は歩けるようになっただけではなく、片言ですけど、話せるようにもなっていました。僕が「ハルカちゃん久しぶりだね。元気？」と声をかけると、ニッコリ笑って「元気」と答えます。

僕はとにかくハルカちゃんの成長がうれしくて、彼女と握手をしたりして、しばし会話を続けました。

ハルカちゃんのお母さんは「あのとき、この子を育てる決心をさせていただいて本当に良かったです。ありがとうございました。今はこの子の成長が毎日楽しくて、幸せです」と心情を語ってくれました。ご主人も協力的で、ご主人のご両親も今ではハルカちゃんをとてもかわいがっているといいます。

それを聞いて、僕は涙が出そうになりました。

ハルカちゃんとはそれを最後に疎遠になってしまいましたが、きっと彼女は自分なりの才能を見つけ、元気に、彼女にしかできない人生を生きていることと思います。人には、その人にしかできない使命のようなものがあると僕は感じています。それは先天性疾患や発達障害などを抱えている人もそうでもない人も同じです。自分に与えられた命をどう活かして人生の花を咲かせていくのかが生きるということではないかと僕は思います。顔や性格が一人ひとり違うように、誰一人として同じ人はいません。人の数だけ、生きる道がある。だからこそ、その人の命はその人だけのものなのです。

南九州病院での経験から、僕は鹿児島大学病院で先天異常外来や遺伝カウンセリングを担当することができました。ハルカちゃんを診察して以降、お腹の赤ちゃんに先天性疾患があることが分かり堕胎を考える親たちや、出産後にハルカちゃんのように難病を抱えていることでその子の命を危険に晒すような親たちに会うたびに、僕は遺伝カウンセリングで「難病であってもそうでなくても、この世に生まれてきたこの子の命は、この子のものですよ」と言い続けています。

そんなこと当然だろうと思う人がほとんどかと思いますが、なかには日々子どもと向き合ううちに、疲労や思いどおりにいかないストレスからそのことを忘れてしまう親もいます。だからこそ、どんなときもその子の命に親たちがきちんと向き合い、大切に育てていってくれるよう伝え続けているのです。だから今、自ら開業し、ダウン症などの症状をもつ子どものお母さんたちが「先生、ウチの子を診察してください」と言って来院してくれるような、健常な子から自閉スペクトラム症などの症状をもつ子どもまで診ることができる街のお医者さんになれたのだと思っています。

ストーリー

3

帰ってきた双子ちゃん

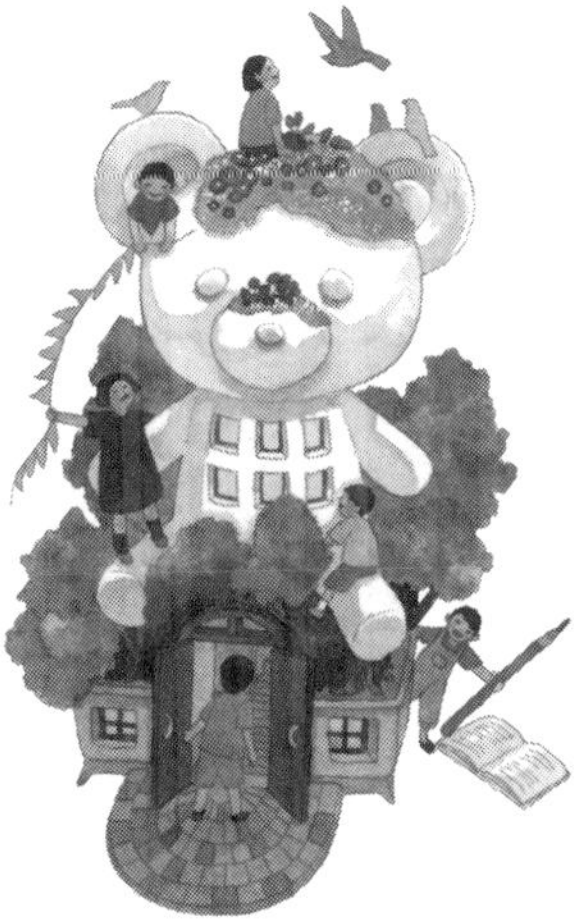

小児科医として難病を抱えた子どもたちを診ていて思うことがあります。彼ら彼女らは周囲が思っているほど可哀想ではないということです。もちろん、健常者である僕たちと比べたら生活面などで大変なことはたくさんあります。車椅子でしか生活できなかったり、耳が聞こえないことから自分の声が聞こえず手話や筆談でのコミュニケーションを余儀なくされていたり、目が見えないために盲導犬や白杖《はくじょう》を使っての生活をしたりといったさまざまな苦労があります。決して簡単ではないと思いますが、彼ら彼女らは自分のそうした現状を受け入れて、それを当たり前として僕たちと同じように一生懸命生きています。

そんな彼ら彼女らのなかには、自分の好きなことで人生の花を見事に咲かせている人がいるのです。僕が大学を卒業して鹿児島大学病院で研修医として働き始め、いろんな小児疾患の勉強をして、もうじき2年になろうとする頃に出会った双子のナッちゃんとユキちゃんがそうでした。

彼女たちに出会ったのは9月のことでした。まだ残暑はあるものの、空も風も少しずつ秋が感じられるようになった頃のことです。その日も気持ちいい晴天で、僕はいつものように小児病棟で入院中の子どもたちの診察をしていました。鹿児島大学病院の小児病棟には、一般的な肺炎や気管支炎といった疾患の子どもではなく、血液疾患である白血病や口腔腫瘍、先天性心疾患の子などが入院しています。いずれも難病といわれる治療が困難な病の子がほとんどです。僕ら研修医はまずそういった子どもたちの診察をするのが主な仕事でした。

病棟にいると、病院内のいろいろな出来事が耳に入ってきます。この日は産婦人科で珍しいケースの双子が生まれたという話で院内がざわついていました。

先輩医師が勉強になるからと僕ら研修医に声をかけてくれたので、僕らは言われるがまま産婦人科に行きました。

僕がそこで目にしたのは、生まれたばかりのナッちゃんとユキちゃんでした。そのときは、まさかその後、二人と長いお付き合いをすることになるとは思ってもいませんでした。

産婦人科の先生の許可を得て、僕は生まれたばかりの二人に触れさせてもらいました。小さなベッドに横たわっている感じを見ると、意識もしっかりしていますし、元気に泣いているので、特別何か疾患があるようには思えません。ただ、手足が普通の子のように力が入っていないというか、ダランとしている感じがします。「手足の骨が折れている」と聞いていましたが、確かに動かしづらそうです。頭を触ると、ほかの子たちよりも頭全体が軟らかいことが分かります。

「骨形成不全だ。もしかしたらあまり長くは生きられないかもしれない」と産婦人科の先生が言った言葉が頭から離れませんでした。

二人は産科の新生児室でしばらく様子を見て、小児科病棟に入院となりました。彼女たちを担当したのは、僕の2年先輩で、とても物静かで穏やかな先生です。骨形成不全とは、全身の骨が弱く、ちょっとぶつけたりするだけで骨が折れてしまうような遺伝性疾患です。二人はまず手足が骨折したときに使用するギプスのようなものをつけられ、その後、骨が強くなる薬を注射するなどの治療が行われていきました。

当時僕はまだ研修医で治療をすることはできなかったので、その様子を近くで見て勉強していました。僕はこの二人の命があまり長くないかもしれないと産婦人科の先生から聞いていたこともあり、とても気になって、何か自分にできることはないかと思っていたのです。

そこで、彼女たちが入院中は、自分が担当する患者の診察を終えると、二人のところへ行っては声をかけ、手を触り、時には「いないいないばあ」などをしたりして、とにかく1日に何度も様子を見に行っていました。

二人はこの頃からとても愛嬌があり、看護師さんたちも僕が様子を見にきて声をかけたりしていると、一緒になって彼女たちに声をかけます。看護師さんたちもナッちゃんとユキちゃんの笑顔に癒されていたのだと思います。

ミルクは、二人のお母さんが自ら哺乳瓶で飲ませていました。心の葛藤がかなりあったと聞いていますが、お母さんは二人の子育てを頑張りました。そんな前向きになったのも、小児病棟に入院して頑張っている子どもたちに触れ合ったからではないかと、僕は思いました。最初はきっと自分に原因があったのだと自らを責める気持ちもあったのかと思います。

お母さんは病院スタッフや僕ら研修医とも親しく話してくれて、ナッちゃんとユキちゃんの写真を一緒に撮ったり、二人に積極的に声をかけたりしながら二人の成長を見守っていったのです。

ナッちゃんとユキちゃんは、頭の軟らかい感じがある程度おさまり、骨折していた手足が完治し日常生活が送れるようになるまでしばらく入院生活が続き、出生から1年半くらいしてようやく退院となりました。退院するとき、みんなで写真を撮りました。その後は、二人が暮らす家が病院の近所だったようで、定期検診等で外来に来ると、僕のところにも会いに来てくれました。

ナッちゃんとユキちゃんが退院後、お母さんから招待を受けて、お家に遊びに行ったことがあります。ナッちゃん、ユキちゃんがお家で祝う初めてのひな祭りのときのことです。病院関係からは僕が招かれることになりました。ナッちゃんユキちゃんの家は庭のある一軒家で、庭が見渡せる縁側のあるお家の広い客間に立派な七段飾りのお雛様があり、脚の短い木製の大きな机にたくさんのお料理が並んでいました。

そこで、僕は初めてナッちゃんたちのお父さんにお会いしました。真面目で誠実そうな方でしたが、お忙しいのか、あまりこういった席が得意ではないのか、僕たちに挨拶だけしてお祝いの席には参加されませんでした。

それでも僕は、このお父さんは素晴らしい方なのだと思いました。なぜならナッちゃん、ユキちゃんの明るく元気な様子と、こうして僕らを招いてもてなしてくれ、明るく、やりたいことにのびのびと取り組んでおられる感じのお母さんから、ご主人に大事にされている印象が感じられたからです。

後年、このお母さんは家の近所に小さな雑貨店のようなお店をもち、経営するようになりました。また介護の勉強をして、鹿児島市内の短期大学で講師をしたりもしていたようです。

とにかくナッちゃんユキちゃんのお母さんは、行動力があって、真面目な勉強家でした。それでいて話が面白く、どんなときも前向きでした。

ナッちゃんとユキちゃんは、低身長のまま、退院後も車椅子での生活を余儀なくされましたが、本人たちはいつ会ってもユニークで、愛嬌があり、話をしていて楽しい女の子として育っていきました。話が面白いのはお母さん譲りかもしれません。

6歳になると、二人は手足が不自由な子が治療や訓練を行うための施設に入り、その施設に併設される養護学校（現・特別支援学校）に通い、小学校、中学校時代を過ごしたそうです。そこで、二人にとって驚くような出来事がありました。

二人が書き続けてきた日記が出版されることになったのです。その日記には自分たちの何気ない毎日の出来事が、二人が得意なイラストとともにつづられていました。本が出版されると、お母さんが僕にも一冊プレゼントしてくれたのです。そこには僕が知っているユニークなナッちゃんユキちゃんの日々の生活がかわいらしいイラストと一緒に載っていて、見ている僕が楽しい気持ちになりました。

お母さんが家の近所でお店を始めたのはこの頃です。お店では、ナッちゃんとユキちゃんの日記をはじめ、彼女たちが描いたイラストをポストカードにしたものや、地元アーティストの作品などが売られていました。たぶんこのあたりから、ナッちゃんユキちゃんはイラストレーターになりたいという夢を抱くようになったのではないかと思います。お母さんは愛する娘たちの夢を実現させるお手伝いとしてこのお店を開いたのだろうと推察できました。また、そのお店を出すにあたっては、ご主人の協力によるところが大きかったのではないかと感じます。

僕はちょうどその頃に結婚をしましたので、妻と二人でこのお店に寄ったり、僕と妻、個別に顔を出したりするようになり、夫婦共々親しくするようになっていきました。お店には、ナッちゃんたちのお母さんがいるときもあれば、ナッちゃんユキちゃんがいるときもあり、僕は行くたびに楽しい時間を過ごすことができました。

僕は結婚してから十年、子どもができませんでした。夫婦で長い期間、不妊治療をしていたこともあります。不妊治療は男性より女性のほうが身体的、精神的負担を強いられることが多いので、僕としては、子どもがいない夫婦生活でもいいのではないかと思い、不妊治療を続けることを半分やめようかと考えていたところもありました。ところが妻が最後に不妊治療で知られる東京の病院に行ってみたいと言い、その病院に行ったらうまくいって、双子の男の子を授かったのです。

ナッちゃんユキちゃんたち家族とはその頃も変わらずお母さんのお店で会っては話をしていました。しかしそんなとき、僕の息子たちが4歳になる頃、長崎県の島原で一人暮らしをしていた父が体調を崩してしまったのです。父は高齢であったこともあり、そろそろ人生の最期のときが近づいているのではないかと考えました。

僕は四人兄弟ですが、子どもがいたのは僕だけです。最後に父に孫と過ごしてもらいたい、そんな思いから、僕は自分が開業する前に、一時的に生まれ故郷である島原へと、家族で移住することを決意しました。ナッちゃんユキちゃんたちとしばらく会えなくなると思うと寂しさを覚えましたが、電話や手紙で連絡を取り合おうと約束し、島原へと向かいました。

無事に引っ越しを終えて、子どもたちも父と仲良く過ごすようになり、島原での暮らしに慣れてきた頃のことです。思いがけず、ナッちゃんユキちゃんのお母さんから電話がかかってきました。僕はとっさに二人に何かあったのだろうかと心配になりすぐに通話ボタンを押すと、

「松田先生、お変わりありませんか？　実は、ちょっとお願いがあってお電話しました」

ナッちゃんユキちゃんのお母さんらしい、明るく弾んだ声の様子に安心し、何か楽し

いことの電話だとすぐに分かりました。

「お願いとはなんでしょう。何か良いことですか？」

「そうなんです、先生。実は地元のテレビ局からナツとユキのドキュメンタリー番組を作りたいっていう話がありまして。二人の日々の暮らしを1年かけて撮影するそうなんです。ただ、ナツとユキの生活は毎日あまり変わらないルーティンのようなところがあります。朝起きて、学校へ行って、授業に出て、家に帰るのが基本です」

「なるほど」

「それでテレビ局の方が、何かイベントのような、遠くにいる誰かに会いに行くというようなことをしませんか？　とおっしゃっていて」

僕はこのお母さんの言わんとすることがなんとなく分かりました。

「それで」と彼女は続けました。

「ご迷惑じゃなかったら、ナツとユキが生まれたときからお世話になっている小児科の先生に会いに行くというのはどうかと思いまして」

僕が予想したとおりでした。僕の故郷である島原でナッちゃん、ユキちゃんに会える、こんなうれしいことはありません。

「いいですよ。よかったら、ウチに泊まってください。妻も子どもたちも喜びます」

「ありがとうございます。よかった！　実はナッとユキにはもう話してあって、二人とも先生に会いに行くととても喜んでいたんです。テレビ局の人にも昔お世話になった小児科の先生のところへ行ってはどうかともう話をしてしまっておりまして」

「そうだったんですね」


なんともナッちゃんユキちゃんのお母さんらしい話です。自分がこうと決めたらどんどん話を進めてしまうところのある人でした。でも不思議と彼女に頼まれると、周りは断れずについ協力してしまいたくなる、そんな魅力のあるお母さんでした。

「松田先生、テレビ局の方に先生のことをお話ししたら、その方、松田先生のことご存じでしたよ」とナッちゃんたちのお母さんが話を続けます。

名前を聞くと、確かに知っている名前でした。以前、何かの学会かどこかでお会いして、その後もテレビで先天性疾患の子どもの病気について取り上げるという際に、コメントを求められたりしたことがあったからです。彼が関わっている企画であれば、何か問題になるようなことも起きないだろうと思いました。

ただ、鹿児島からこの島原までナッちゃんたちはどうやって来るのだろう。その方法が気になりました。

「私が一人で運転をして、娘二人とドライブをしながら伺います」

鹿児島から島原までは高速を使っても2時間半くらいかかります。そこからフェリーに乗ってウチの近くの港まで来ることを考えると合計で3時間半くらいはかかるので、ナッちゃんとユキちゃんを抱えてお母さん一人で大丈夫かしらと少し不安になりました。

「松田先生、大丈夫ですよ。テレビ局の方もついていますし、無理せずのんびり運転で行きますので」

ナッちゃんユキちゃんのお母さんはそう言うと、「では当日、楽しみにしています」と明るい声で電話を切りました。

それからあっという間にナッちゃんユキちゃんがウチに来る日がやって来ました。我が家は彼女たちに泊まってもらう準備をしながら、今か今かと会えるのを楽しみにしていました。

僕は妻と息子たちと一緒に車で、ナッちゃんたちが乗ったフェリーが到着する時間より少し早めにフェリー乗り場に迎えに行きました。僕はテレビのドキュメンタリーの撮影をしている場面に立ち会ったことがなかったので、どんなふうに撮っていくのか見ていると、ナッちゃんたちがフェリーから降りてくる様子を先に撮ったり、お母さんが車でフェリーから降りてくるところをまた別に撮ったりと、演出的なことをしているのが分かります。

それが面白くて、ドキュメンタリーでもドラマや映画のように演出的に撮ることもあるのかと興味津々で撮影を見学していました。ナッちゃんたちが完全にフェリーから降り、その様子の撮影が落ちつくのを待ってから、僕たちはナッちゃんたちに手を振り、近づきました。久しぶりの再会です。

息子たちはこのとき初めてナッちゃんたちに会ったのではないかと思います。でもナッちゃんたちの明るさに息子たちもすぐに慣れて、仲良くなり、息子たちがナッちゃんたちの車椅子を押す係となりました。

このとき、ナッちゃんたちは養護学校の高校を卒業して、鹿児島純心女子短期大学に通いイラストレーターになるための勉強をしていた時期で、まだ20歳になっていなかったと思います。僕はナッちゃんとユキちゃんが養護学校から受験をして短大に入ったことを聞いて驚きました。二人とも優秀だったのだと感心したのです。

この頃になると、さすがにそれぞれの性格の違いもはっきりしていて、二人のやり取りがなんだか漫才のようで面白かったのを覚えています。

姉のナッちゃんはおっとりしていて、妹のユキちゃんが勝ち気なところがあり、ユキちゃんがのんびりしているナッちゃんにちょっと怒ったかと思えば、負けず嫌いなユキちゃんをナッちゃんが包み込むようになだめるような場面もあって、そんな二人のやり取りを見ているだけで、心が温まりました。

僕が運転する車についてきてもらう形で、ナッちゃんユキちゃんのお母さんの車とテレビ局のスタッフの車を僕の家まで誘導します。

ナッちゃんもユキちゃんも、長時間のドライブに疲れた様子も見せずに、楽しそうにしていたので僕は安心しました。彼女たちが会いに来てくれたのはとてもうれしいですが、もしこの旅で何かあったらと思うと、気が気でなかったのです。

家に到着してからは、僕が大事にしまっていたナッちゃんたちとの思い出の箱を開けて披露しました。そこには、ナッちゃんたちが生まれてすぐの病院で入院中の写真などがたくさん入っています。

「これは小さい頃のユキちゃんだよ」などと写真を一枚一枚箱から出して、みんなで見ながら懐かしい昔話に花を咲かせました。もちろんその様子もテレビ局のスタッフがすべて撮影します。

ドキュメンタリーというものの撮影は初めてだったので、僕は少し緊張しましたが、ナッちゃんたちのこれまでと変わらない笑顔にいつの間にか緊張はほぐれ、僕の家族も一緒になって楽しい時間を過ごすことができました。この日は、ナッちゃんたちに僕の家でゆっくりくつろいでもらうことができたのではないかと思っています。

翌日は午前中からみんなで島原観光に出かけました。もちろん撮影隊も一緒です。島原城やその周辺をゆっくりと見てまわりました。その間、ナッちゃんたちの車椅子を押してくれたのは息子たちです。昨日迎えに行ったとき、どっちがナッちゃんの車椅子を押すかなど二人で決めたようでそれぞれ楽しそうにその役目を果たしてくれていました。

お昼は島原城近くのレストランに入ったのですが、そこで少しだけ戸惑いを覚えた場面がありました。そのお店では、「小学生以下は無料」という看板が出ています。僕の息子たちはその対象ですが、お店の方が、低身長で車椅子にちょこんと座る愛らしい笑顔のナッちゃんユキちゃんを見て、「お子さんたちは全員無料となります」と言ってくれました。

僕は一瞬、いいのかなあと困惑しましたが、子どもたちの楽しそうな様子に、これはきっとお店の人の厚意だろうと思い、その気持ちを黙って受け取ることにしたのです。

ナッちゃん、ユキちゃんは僕の家に2泊ほどして、お母さんの運転する車で鹿児島に帰っていきました。本当に楽しい時間でした。普段は妻以外全員男ばかりの家ですから、ナッちゃんとユキちゃんの笑顔と笑い声で我が家はとても華やかになったことを覚えています。何より、妻がとても楽しそうにしていて、僕もうれしい気持ちになりました。

残念ながら、その後はナッちゃんとユキちゃんに会うことはしばらくありませんでした。でも後日、二人のドキュメンタリー番組がテレビで放送されると、録画したビデオテープをナッちゃんたちのお母さんが送ってくれたのです。僕は息子たちや妻と一緒に何度か見て、ナッちゃんたちが我が家に来てくれたときの楽しかったときのことを思い出し、家族で語らいました。そのビデオテープは、今でもすてきな思い出として、ナッちゃんたちの写真が入っている箱に入れ、僕の宝物となっています。

それからしばらくして、僕の父が亡くなり、僕は家族と一緒に鹿児島に戻ってきました。そして、鹿屋市で念願だった「まつだこどもクリニック」を開業したのです。

その頃は落ちつくまでにバタバタしていましたし、地域に密着した街の子どもクリニックを目指す僕にとってはまず鹿屋市の人たちに受け入れてもらうことを第一に考えていたので、なかなかナッちゃんユキちゃんに会いに行く余裕がありませんでした。

たまに用事があって鹿児島市内へ出かけたときに、ナッちゃんユキちゃんのお母さんが営むお店に顔を出していましたが、なかなかナッちゃんたちに会えることはありませんでした。でもお母さんがたびたび、二人が短大のお友だちと一緒に作った絵本を見せてくれたりしたので、二人の近況を知ることができました。

僕は高校生の頃、作者の意図などを求められる国語はまったく苦手でしたが、絵本にはとても興味がありました。

難病を抱える子どもたちと接していくうちに、この子たちの励みになるような物語を書きたい、そしていつか、自分のクリニックを開業したら、患者としてきてくれた子どもたちや、近所の子どもたちに絵本の読み聞かせをしたいと思っていました。自分でも絵本を作ってみたことがあったので、その話でお母さんと語り合ったりしたものです。

お母さんに、ナッちゃんユキちゃんのその後を聞いてみたところ、短大を卒業した二人はイラストレーターとして仕事をするようになり、家を出て、介護者の人を雇い、それぞれ一人暮らしを始めたとのことでした。ただ、仕事では二人一緒に展覧会をやったり、バザーに出すためのイラストを描いたりしていたそうです。

ナッちゃんとユキちゃんのお母さんは、まさか二人が自分の手から離れ、しかもそれぞれ別々に一人暮らしをすることになる日が来るとは思ってもいなかったと話してくれたことがあります。そのときのお母さんは、どこかうれしそうでもあり、同時に寂しそうでもありました。

ナッちゃんとユキちゃんのことを考えると、人の人生というのは本当に分からないものだと思います。ナッちゃんとユキちゃんは、生まれてすぐの頃に「もしかしたら長くは生きられないかもしれない」と産婦人科医が言っていた言葉を良い意味で裏切りました。二人とも立派に成人し、自分たちの得意なことである大好きな絵を描くことを将来の生きる道にすると決め、短期大学で学んだあと自ら生きていけるだけの収入を得ながら、経済的にも精神的にも自立をして自分だけの人生を歩んでいるのです。

「好きこそものの上手なれ」ということわざがありますが、それはまさにナッちゃんユキちゃんのことではないかと思います。二人は、生まれついてのハンディキャップを抱えてはいましたが、絵を描くことが大好きという気持ちを大切にしていましたし、才能にも恵まれていました。

もちろん、その才能を開花させたのは彼女たちの努力があったからこそといえます。才能があっても開花できないまま「自分の人生はどうしてこんなにつまらないのだろう」と嘆きながら生きている人は世の中に大勢いるはずです。

だからこそ僕は、自分が好きだと思うことを見つけ、それをひたすら続けることが実は才能なのではないかと思うのです。

ナッちゃんとユキちゃんは絵を描くことが好きで、それをずっと続けてきたからこそイラストレーターになるという夢を実現することができました。

自分の好きなことを見つけ、それを開花するまで続ける勇気と粘り強さがあれば、きっと人生の花は開くのではないかと思います。僕はナッちゃんユキちゃんからそんなことを教えてもらったように感じています。

子どもができないかもしれないと思っていた僕ら夫婦に双子の男の子が生まれて、僕はようやく自分も本当の意味での小児科医になれた、そんなふうに思えるときがあります。子育てを実際に日々の生活のなかで経験したことがある小児科医とそうでない小児科医とでは、病気を抱えた子どもたちの親御さんにかける言葉の重みが違うように思うのです。そのことに、僕自身、子をもつ親になって初めて気づくことができました。

子どもが生まれると、夫婦の生活は一変します。それまで夫婦二人で暮らしていたとき、妻とどんな話をして、何をして夫婦の時間を過ごしていたのかまったく思い出せないほど、子どもたち中心の生活になりました。朝起きて仕事に行くまでの時間、仕事を終えて家に帰ってからの時間、僕の心は子どもたちに釘付けです。子どもたちのことが気になって気になって仕方がありません。

よく、「自分の子どもは目の中に入れても痛くない」なんて言いますが、本当にそのとおりだなと思います。とにかく子どもたちのちょっとした変化や成長に目が離せないのです。

それは、僕が鹿児島大学病院の先天異常外来で疾患を抱えたお子さんを定期的に見ていたとき、その子のちょっとした変化に気づきそのことを親御さんに話をするととても喜ばれる感覚と同じでした。それは実際に経験をしていないと分からないことです。

子をもったことで、日々の生活のふとした瞬間に子どもを育てている親御さんたちの気持ちを心底理解できるような場面に何度も出くわすようになりました。特定の気持ちを共有できるかどうかで、患者である子どもたちとはもちろん、その親御さんとの心の距離がグッと縮まります。その距離が近ければ近いほど、診察も診療もスムーズになりますし、信頼関係が生まれるのです。

僕は小児科医として、僕の病院に来てくれる子どもたちもその親御さんも身内のような感覚で診察をしています。ナッちゃんやユキちゃんの通院が終わったあとも信頼し合い、親しい付き合いをさせてもらっていたように、どの子どもたちや親御さんとも長くその関係性を築いていきたいと思っているのです。それが僕の小児科医としての理想となっています。

もし僕の患者だった子どもたちに悲しいことがあれば、一緒に悲しみ、反対にうれしいことがあれば、一緒に喜びたいのです。そんなふうに彼ら彼女らの家族と一緒に地域の子どもたちと関わり、見守っていきたいと考えています。

僕がこんなふうに思えるようになったのには、生まれたときからずっと関わり続け、大人になってからも身内のように親しくしていたナッちゃんユキちゃんとの出会いがあったからだと感じています。

それくらい彼女たちは僕にとって大切な存在でしたし、彼女たちの成功は僕にとってとても誇らしいものでした。

誰もが彼女たちのような人生が送れるかというと、そういうわけではありません。彼女たちは彼女たちで、自分たちはどんな人生を歩んでいくべきか迷ったり、悩んだりしたこともあったと思います。また「私はこんな仕事がしたい」と思っても、自分の身体を自由に動かすことが難しいことから叶わないと悔し涙を流したこともあったことでしょう。

僕は難病の子どもをもつ親御さんをはじめ多くの人たちに、病気であってもなくても人生の厳しさは同じであるし、また人それぞれ一人ひとりに生きる使命があるのだということを知ってほしいのです。この世に生まれた命には、それぞれ役目があると僕は思います。だからこそそれぞれに人より少し得意なことや、好きなことがあるのだと感じるのです。

そしてその好きなことに向き合い、とことんやり続けることが大切です。そうすることで、ナッちゃんユキちゃんのように必ず道は拓けていきます。僕はそう信じていますし、僕自身もそうありたいとナッちゃんユキちゃんの生きる姿に励まされているのです。

ただ、残念なことに、2022年の10月に、ナッちゃんがくも膜下出血となり亡くなってしまいました。聞いた話では突然のことで、病院に運ばれたときにはもう手遅れで、そのまま亡くなってしまったそうです。

僕がナッちゃんと最後に会ったのは、その数カ月前の暑い夏の午後のことでした。鹿児島市内に用事があって出かけた際、街を車椅子で移動中のナッちゃんを本当に偶然、見かけたのです。僕はナッちゃんを追いかけ、声をかけました。

「ナッちゃん、元気？　久しぶりだね」

「あっ！　松田先生！」

ナッちゃんはいつもと変わらない笑顔で僕に応えてくれました。うれしくなった僕はこのとき、ナッちゃんにある提案をしました。

「偶然会った記念で写真を撮ろう」

「いいよ」とナッちゃんは言い、僕は自分のスマホで写真を撮りました。

僕もナッちゃんもそれぞれこのあと用事があったので、その後、僕は「ナッちゃん、またね。元気でいてね」と言い、ナッちゃんも「松田先生も元気でね。またね」と言って別れたのを覚えています。

でも、それがナッちゃんと会った最後になってしまいました。

ナッちゃんが亡くなった知らせを受けたのは、ナッちゃんの葬儀が終わってしばらく経ってからのことでした。知らせを受け、妻がナッちゃんのお母さんにお悔やみの気持ちを込めたお花を贈ってくれました。

そのお礼の手紙が、ナッちゃんのお母さんから届いたのです。そこにはお母さんのナッちゃんへの想いとナッちゃんとの思い出話が書かれていました。僕は妻と一緒に手紙を読み、一緒に涙を流しました。

手紙の最後には、「今、一番つらいのは母親の私ではなく、ずっと一緒に生きてきた妹のユキだと思います。ユキのことが心配です」と書かれていました。

僕の子どもも双子なので、双子の関係性は見ていて分かっているつもりです。彼らはどこか二人で一人のようなところがあります。ナッちゃんたちのお母さんが手紙につづっているとおり、今、自分の大切な人を亡くしたユキちゃんがどんな心持ちでいるのか心配でなりません。

人生とはなんて過酷なものなのかと思います。でも、命には限りがあるのです。また、すべての始まりには終わりがあります。ナッちゃんはナッちゃんの人生を精一杯生きました。その生き様は見事なものだったと僕は確信しています。ナッちゃんの生きる姿からたくさんの元気と励ましと生きる勇気をもらいましたし、一緒に過ごした楽しい時間は僕のなかでずっと生き続けています。

そしてユキちゃんは、これからユキちゃん一人の新たな人生が始まります。きっと今はナッちゃんがいなくなってつらく、また一人になった寂しさとこれからどうやって一人で生きていけばよいのかという怖さもあるとは思いますが、ユキちゃんならきっと、この先もユキちゃんならではの人生を歩んでいくと僕は信じています。

ハンディキャップを乗り越えて夢をつかむ二人の姿に、人は誰でも可能性を秘めていることを強く感じました。そしてそんな二人の可能性を信じて支え続けたお母さんとお父さんの姿から、僕は大人が簡単に子どもの未来を決めつけてはいけない、これからも僕に関わるすべての子どもたちの未来を信じようと誓ったのです。

ストーリー

4

1本多い染色体には
可能性がいっぱい

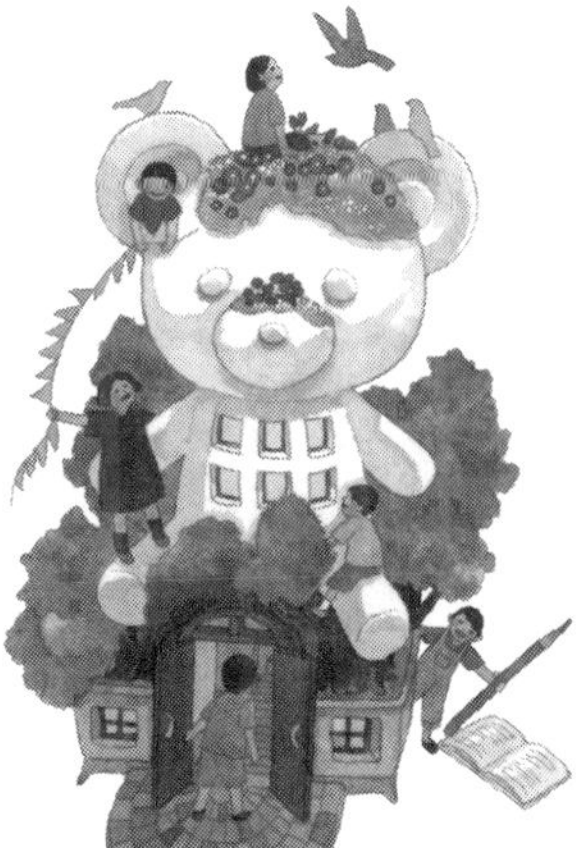

女性が妊娠をした際に任意で受けることができる出生前診断というものがあります。これは、もともとはお腹の中の子どもの状態、例えばその子に先天性疾患など遺伝的な疾患の疑いがあるかどうかを知ることで、出産したあと、もしダウン症などの疾患がある子が生まれてきても大丈夫なようにさまざまな準備を整えることを目的としたものです。心音が弱くないか、ちゃんと成長できているかなどのお腹の中の子どもの状態を調べ、妊婦であるお母さんのお腹に針を刺して羊水を採取し、その中にある染色体を診て、その子に何か遺伝的な疾患がないかどうかを判別します。

例えばダウン症であれば、800人から900人に1人の割合で生まれるとされています。もともと出生前診断は、ダウン症などの疾患がある子が生まれることを事前に知ることで、その子が生まれてきてから「どうしよう」と思い悩んだり、「どう接して、どう育てていけばいいのか分からない」と、お母さんが育児ノイローゼになったり、育児拒否を起こすことがないようにするためのものです。

ところが昨今は、出生前診断を受けて、お腹の中の子どもに遺伝的な疾患があったり、ダウン症であったりすることが分かると、その時点で中絶をして子どもを産まない選択をする人が少なからずいます。また出生前診断そのものを、そうした子どもの疾患を見つけて、産まない選択をするためのものと思っている人がいるのも現実です。

出生前診断で疾患があることが分かり、中絶をしてお腹の中の子どもを排除しようとすることを問題視して講演活動を行うダウン症の女の子がいます。アカリちゃんです。彼女は日本で初めて、ダウン症でありながら四年制大学に進学しました。日本語だけではなく英語が堪能で、要請があれば世界中どこへでも足を運び、ダウン症として生まれたこと、自分の人生の軌跡について、出生前診断により命が排除されてしまっている現状について訴え続けています。また、自身の人生についてつづった本の出版や、絵本の翻訳をするといった活動もしています。

僕がアカリちゃんと出会ったのは、彼女が中学1年生の頃でした。僕が鹿児島大学医学部を卒業して2年間の研修医期間を終え、同大学病院の小児科の先天異常外来に勤務していた頃、定期的に患者として通院していたのです。

アカリちゃんにはダウン症の症状がありました。ダウン症は遺伝性疾患のため、出生前診断をすることで判明することもありますが、そうでない場合でも僕ら専門医であれば、生後1カ月くらいの子の顔つきを見れば、「この子はダウン症だな」ということが分かります。

さらに、成長していく過程で通常の子どもに比べて発達が遅れ、また首の座りや寝返りが遅いという症状が出ることがあります。その原因としてダウン症などの染色体異常が見られることもあり、その場合には染色体検査をすることもあります。ダウン症の子はほかにも心臓や消化器系に異常が見られることもあります。一言でダウン症といっても症状はさまざまで、重度の合併症がある子の場合には、寝たきりの生活を送ることになる場合もあります。

アカリちゃんの場合は、ダウン症にプラスして先天性甲状腺機能低下症という合併症をもっていました。先天性甲状腺機能低下症は、生まれつき甲状腺の働きが弱く、甲状腺ホルモンが不足する疾患です。

この疾患は生まれてすぐの赤ちゃんの頃に、あまり元気がなかったり、あまりミルクを飲まなかったり、体重があまり増加しないといった症状をはじめ、赤ちゃん特有の黄《おう》疸《だん》がなかなか消えなかったり、便秘をしたり、手足が冷える、泣き声がかすれているといったものが見られます。その後、ほかの子どもたちより身長があまり伸びなかったり、知的部分の発達が遅れたりといった症状が見受けられるようになっていくのです。

ただ、定期的に甲状腺ホルモン製剤を身体に追加していくことで、そういった症状を和らげることができます。そのために病院に通い続ける必要があったのです。アカリちゃんは、ダウン症としては非常に軽度なものでした。先天性甲状腺機能低下症についても、きちんと甲状腺ホルモン製剤を追加していれば普通に日常生活を送れるレベルです。

この頃、僕はまだ初心者マークをつけた新人小児科医でしたので、アカリちゃんの主治医ではありませんでした。でもアカリちゃんの外来担当の先輩医師の補佐をしていたことで、先輩医師の診断をカルテに記入したり、処方箋を書いたり、先輩が出張でいないときに代わりに診察をしたりしていました。こうした機会があったことから、アカリちゃんと知り合い、親しくなっていったのです。

ダウン症の人は穏やかで優しい人が多いです。アカリちゃんもそうでした。アカリちゃんは健康状態を診るために、定期的に採血をする必要があったのですが、小児科の採血室にはいろんな子がいて、小さい子などは泣いたり暴れたりすることもあります。そんなときアカリちゃんは自分が採血するときに採血室に入り、泣いたり暴れたりしている子がいると、「大丈夫だよ、痛くないよ」と優しく声をかけてなだめていました。僕はそんなアカリちゃんをいつもすごいなあと思って見ていたのです。どこか落ちついた雰囲気があって、彼女がイラついたり、泣きわめいたりするところを僕は見たことがありませんでした。

アカリちゃんは小学校も中学校も特別支援学級などではなく、普通のクラスで学んでいたようです。学校も勉強も大好きで、なかでも語学、特に英語が得意だと話してくれました。ダウン症の子の特徴として、自分の興味のあることに対する集中力がずば抜けていたり、毎日継続的に同じことを繰り返すことが苦もなくできる根気強さがあったり、絵を描くなどのクリエイティブな能力に長けていたりするといったことがあります。その逆に、もちろん人それぞれではありますが、計算するといったことが苦手な人もいます。アカリちゃんも数学は苦手でした。

あるとき、アカリちゃんが高校を受験するという話を聞いたときのことです。僕は苦手な数学はどうするのだろうと気になりました。

「お母さんが、アカリは数学ができないから、問題も答えも全部覚えようって言うから、そうするの」とアカリちゃんがニコニコしながら話してくれましたが、アカリちゃんは記憶力がいいけれどそれで本当に大丈夫かと僕は少し心配になりました。でも後日、僕の心配はまったくの杞憂だったことが分かります。

高校に受かりましたと外来にきたアカリちゃんがうれしそうに教えてくれたからです。僕は心から「良かったね、おめでとう」と言いながら、改めてアカリちゃんのすごさを実感しました。彼女は自分で「アカリは数学がまったくできない」と言っていましたが、実は多少は自力で問題を解くことができていたのではないかと、僕は思っています。

その3年後、今度は大学を受験するという話を聞きました。僕はこれまでに多くのダウン症の子を診てきましたが、普通に小学校、中学校に通い、その後、高校に進学し、学校生活を楽しんでいた子を見たことがありません。大学受験をするという話を聞いたときも、最初は驚きを隠せませんでした。でも高校受験のときのことを思えば、今度もアカリちゃんはやり遂げるだろうと勝手に思っていたところがありました。

僕の予想どおり、アカリちゃんは四年制大学の英文科に見事合格しました。英語が得意だと聞いてはいましたが、どうやって英語を習得したのか僕は気になり、アカリちゃんに聞いてみました。

「中学1年生のときから毎日欠かさずＮＨＫの基礎英語を聞いているの」

それがアカリちゃんの答えでした。NHKの基礎英語は素晴らしく、それで英語が喋れるようになったというような話を聞いたことはありましたが、僕が知る範囲でそれを実証してくれたのがアカリちゃんです。

アカリちゃんは自分の個性を活かして自ら人生を切り拓くことに成功しました。彼女をそこまで導いたご両親の支えがあったからこその素晴らしい結果だと思います。

アカリちゃんが大学生になってしばらくした頃、ダウン症の全国の会の方から僕のところに問い合わせの電話がかかってきました。

「松田先生は鹿児島に四年制大学に合格したダウン症の子がいるってご存じですか？」

僕はすぐにアカリちゃんのことだとピンときました。

「はい、アカリちゃんですよね」

「今度、ダウン症の国際フォーラムがニュージーランドであるんです。そこで彼女に話をしてもらえないでしょうか」

突然のことに驚きながら、僕はアカリちゃんなら大丈夫だろうと思いました。

「たぶん彼女ならできると思うので、直接交渉されたほうがいいと思います」

僕がそう話したことがきっかけなのかは分かりませんが、アカリちゃんはそのオファーを受けて、国際フォーラムの場で、英語でスピーチをしたのです。

このことがきっかけで、アカリちゃんの存在は日本だけでなく世界中に知られるようになり、次々と講演などのオファーが来るようになりました。

いつのことだったか、大阪でダウン症の会が行われたときに、アカリちゃんと、オーストラリアのダウン症の女性で俳優やコメディアンとして活躍をしている人が登壇しました。その席にどういうわけか僕も呼ばれたときのことです。僕は壇上でアカリちゃんの英語を聞いて、なんて聞き取りやすい英語を話すのだろうと感心しました。

ダウン症の人の特徴として、言葉の発音がこもりがちになるというのがありますが、アカリちゃんにはそれがまったく感じられませんでした。これは毎日繰り返し聞き続け、訓練をしてきた成果ではないかと感じました。

その会場には、オーストラリアのダウン症の女性のお母さんも来られていて、その人とアカリちゃんが話しているのを僕は横で聞いていました。二人ともネイティブな英語を喋っていて、僕には話の内容は半分くらいしか分かりませんでしたが、アカリちゃんは海外に行っても何不自由なく暮らしていけるのではないだろうかと思ったほどです。

またアカリちゃんに英語の翻訳の仕事を初めて依頼したのは僕でした。

僕が研修医として南九州病院に勤務していた頃、長く入院している男の子が看護師さんと花壇に球根を植えているところを見かけました。なんとなく僕がその二人の様子を近くで見ていたところ、男の子が蟻を見つけて言いました。

「ねえ看護師さん、ありさんのお家ってどうなっているんだろう」

「ありさんのお家、見に行ってみたい？」

「うん。でも……僕の先生、外出許可を出してくれるかなあ……」

「どうだろう……今度、聞いてみようか」

二人のこんな会話が聞こえてきました。

そのとき、僕のなかに一つのお話が浮かんだのです。僕はそれを書き留めて、絵を描くのが得意で、お話ボランティアとして病院で子どもたちに童話の読み聞かせなどの活動をしていたことから知り合いになった黒田康子さんにそのお話を見てもらうことができました。

「よかったら、このお話に絵をつけてくれないだろうか。できたら絵本にしたいんだ」

黒田さんは少し驚いた顔をしましたが「いいですよ」と快く引き受けてくれました。

そうして完成したのが『魔法のドロップ』です。

『魔法のドロップ』は、鹿児島市が募集をしていた「子どもに聞かせたい創作童話」の低学年向きの部門で特選をいただきました。

でも、実はそのときにはまだ絵本の形にはなっていなかったのです。

僕が黒田さんに絵本にしてもらうための原稿を書き終えるのに時間がかかっていたのが原因でした。

ある日、黒田さんが病院でのお話ボランティアを終えると、僕を訪ねてきて、封筒を渡します。なかにはスケッチブックが入っていて、『魔法のドロップ』の原画が描かれていました。

「松田先生の原稿が遅いから、先に絵を描いちゃったわ」

黒田さんは僕に無邪気な笑顔を向けてそんなふうに言います。

以降、しばらくは黒田さんのこの絵をスライドにして入院中の子どもたちに『魔法のドロップ』の物語を聞いてもらっていました。

それからさらに長い時間を経て、『魔法のドロップ』が絵本として出版されると、僕はうれしくなって、いろんな友人に見せて歩くようになりました。それ以降、僕は黒田さんとともに『どろぼうサンタ』や『天にかかる石橋』といった絵本を一緒に作るようになっていきました。ただ、残念なことに、黒田さんは病気により、１９９８年に亡くなってしまいました。

僕には、バングラデシュにいる友人がいます。久しぶりにその友人に会った僕は、嬉々として出版された絵本『魔法のドロップ』を見せました。

友人は絵本を見終わると、思いがけないことを言ってくれたのです。

「この絵本の英語版があったら欲しいな」

友人の一言から、僕はあることを思いつき、すぐにアカリちゃんに連絡をしてある提案をしました。

「アカリちゃん、僕が書いた絵本『魔法のドロップ』を英語に翻訳してみてくれない？」

「いいですよ。やってみます」

これが、アカリちゃんの英語翻訳の初めての仕事になったのです。

このことがきっかけとなり、僕はアカリちゃんと以前にもまして仲良しになっていきました。

彼女は『魔法のドロップ』の翻訳を自分でやり遂げてから、大学の自分の担当教授に添削を依頼してくれていたのです。その作業の早さと行動力には驚きました。翻訳が仕上がるまでにかかったのは2週間ほどです。僕はその英訳をつけて、バングラデシュの友人に『魔法のドロップ』をすぐに送りました。

すると『魔法のドロップ』を出してくれた出版社から連絡があり、新たに英訳をつけた形で『MAGIC CANDY DROP』という英語・日本語併記版を出版してくれたのです。

アカリちゃんもこの本の出版をとても喜んでくれて、講演会などがあるたびにこの本を持って行っては、壇上で朗読をしてくれたり、会場で販売までしてくれたりするようになりました。

あるとき、鹿児島で行われた先天異常学会でアカリちゃんに登壇してもらったことがあります。アカリちゃんはそのときも、最後に『MAGIC CANDY DROP』を英語で朗読してくれました。朗読が終わると会場から大きな拍手が鳴り響き、会場にいる人たちがみんな驚きを隠せないといった空気となり、大感動が大きな波のように会場中に広がっていったのです。

この会の主催責任者であった小児科医の教授は、会場のその光景を見て、「もう何も言うことはありません。この感動を皆さん、家に持ち帰ってください」と最後に言いました。

その後もアカリちゃんとのつながりは深まり、僕が鹿屋市で、まつだこどもクリニックを開業してからも続いています。鹿屋市でダウン症の会を立ち上げることになったときには、アカリちゃんとお父さん、お母さんの3人で来てくれて、「アカリの小学校時代はこうで、中学ではこうで、高校時代のアカリはこんな感じでした」と楽しそうにお父さんとお母さんが話してくれました。

さらにアカリちゃんは、『とっておきの音楽祭』というイベントでも、『MAGIC CANDY DROP』の朗読をしてくれました。『とっておきの音楽祭』は、皆が一緒に音楽を楽しみ、音楽の力で心のバリアフリーを目指すというのをコンセプトに、2001年に宮城県仙台で始まってから、今では全国で開催されるようになった全国規模の音楽祭です。この音楽祭が鹿児島県鹿屋市で行われたとき、僕は中心者の一人としてこのイベントに参加しました。

そのとき、この音楽祭にアカリちゃんが駆けつけてくれて、ステージで『MAGIC CANDY DROP』の朗読をしてくれることになったのです。さらに、僕もその朗読のバックでバイオリン演奏をすることも決まりました。

もともと音楽は大好きで、兄が高校生の頃ギターを始めた影響で僕もギターを弾いていました。しかし医者になったとき、医者は爪を衛生的にも伸ばすことができないため、何かほかに演奏できるものはないかと探しバイオリンを趣味として弾いていたのです。

バイオリンを始めた当初、ギターをやっていたこともありドレミなどの音程を取ることもさほど難しくありませんでした。これなら独学でもいけるだろうと思っていたのですが、いざ曲を弾こうとすると難易度ははるかに上がり、これは相当量練習しなければ上達しないと、仕事以外は常にバイオリンを持ち運び、できる限り触るようにしていたのです。

そんなとき、白血病の子どものターミナルケア（終末期医療）を担当することになり、それを専門とする病院で勤務することになりました。そこで僕は、僕の絵本の絵を描いてくださった黒田康子さんと出会いました。

ピアノを弾ける彼女は、あるとき「松田先生、子どもたちのために一緒にクリスマス会をやりませんか？　先生、いつもバイオリンのケース持って歩いているでしょう。もしよかったら私、ピアノを弾きますから、先生も一緒に演奏しましょうよ」と声をかけてくれたのです。

そこからが大変でした。そのクリスマス会に、鹿児島市のオーケストラの方が数人来てくれることになったのです。そのとき参加してくれたのは、バイオリン担当の人が二人、あとはチェロとコントラバスの人でした。

練習日に、僕は黒田さんに背中を押されるように「あの、僕もバイオリンを持っているんです」と言うと、オーケストラの方が「じゃあ一緒にやりましょう」と笑顔で僕を受け入れてくれます。

曲はバッハの「カノン」でした。

「ファースト、セカンドバイオリンのある曲ですが、私たちのほうでサードバイオリンを作るので、サードバイオリンをやってください」

「はい。やってみます」

僕はそう答えるのがやっとでした。とんでもないことを引き受けちゃったと思いましたが、もうやるしかありません。

僕は楽譜をもらうと、朝昼晩、時間を見つけては練習しました。おかげでなんとか本番はうまくいき、オーケストラの方からも「弾けるようになったじゃないですか」と言ってもらえたのです。

僕はバイオリンを演奏するのが好きなので、アカリちゃんが僕の絵本『MAGIC CANDY DROP』を朗読してくれるときには、バックでバイオリンを弾かせてもらうようになりました。

バイオリンはほとんど独学なのでたいしてうまくはないのですが、演奏をするのが好きなものですから、音楽祭のときにはアカリちゃんの朗読のバックで披露させてもらったのです。

そのときのアカリちゃんの朗読と、僕のバイオリンを弾く様子を見ていた東北の小児科医の先生から後日連絡がありました。先生は「アカリちゃんに東北に来てもらって話をしてもらえないだろうか」と言います。またもやアカリちゃんに依頼が舞い込んだのです。

「アカリちゃんがいいなら、いいんじゃないかな」と僕が答えると、「君も同行して、この前の音楽祭のようにアカリちゃんが朗読する後ろでバイオリンを弾いてくれ」と頼まれました。アカリちゃんとはこのようにして何度か一緒に舞台に立つ機会を得ることができました。

アカリちゃんの活動の幅はどんどん広がっていきました。大学も4年間で卒業し、図書館司書の資格を取得したと聞いています。また、英語のほかに、フランス語の勉強を始めたともいつだったか話してくれました。

講演依頼も増えて、シンガポールやヨーロッパにも行ったと聞いています。そのたびに『MAGIC CANDY DROP』を持って行って、朗読したり、現地の人たちにプレゼントをしたりして、いろんな国の人たちと交流を深めていったようです。

僕が知っているだけでも、ダウン症関係の国際フォーラムで3回はスピーチしていますから、実際にはもっと多いのではないかと思います。

彼女のスピーチで忘れられないものがありました。アカリちゃんが厚生労働省の会議に呼ばれたときのことです。

「ダウン症である人も一人の人間で、その人にも命があります。その人たちも私のようにいろんなことができる可能性をもっています。皆さん自分の命が大切なように、この世に誕生した命は大切です。生まれてきた人たちの命は誰にも書き換えることはできません。出生前診断などの検査で命の選りわけをするようなことはおかしいです」

このときのアカリちゃんの堂々としたスピーチ姿に僕は感動しました。

アカリちゃんはその後数回厚生労働省の会議に呼ばれましたが、毎回出生前診断による中絶について話しています。また、自身の人生の軌跡をつづった著書でもそのことをしっかりと訴えています。

アカリちゃんとの出会い、さらに彼女の講演やスピーチ、書籍を読むなかで、僕は小児科医として多くのことを学ばせてもらっています。

ダウン症といっても、症状はさまざまです。みんながみんな、アカリちゃんのようになれるわけではありません。でも逆に、アカリちゃんのようになれる可能性もあります。アカリちゃんがそれを証明してくれていると僕は思うのです。

アカリちゃんと親交を深めるなかで、先天異常の子どもを専門とする小児科医として気づかされたことがあります。僕は親御さんら家族と一緒に、その子どもたちの得意なことを見つけて、それを活かすことで生きていく方法を見つけていく立場にあるのではないか、ということです。それこそが、先天異常の子どもを専門とする小児科医としての僕の使命ではないかと思い至りました。

今も日々、自分のクリニックで多くの子どもたちの診察をするなかで、ダウン症の子が患者として来てくれることがあります。そんなとき、僕は親御さんにアカリちゃんのことを話すようにしています。

アカリちゃんのことを知ってもらうことで、希望をもってもらえると信じています。そのうえで、一人の人間として、一つの命をもって生まれてきた子どもなのですから、ちゃんと育ててほしいということを話し、小児科医として、僕も一緒にこの子の子育てに関わりますからと伝えているのです。

ダウン症の人たちのなかには、ＩＱを測ると30とか40くらいの数値が出たり、また測定できなかったりする人もいます。しかし、知的発達遅滞といわれるこのような人たちでも、ちゃんと作業ができたり、人の話を聞いたり理解したりして、いろいろなことができる人がたくさんいるのです。

そういう人たちを雇って、作業をさせてくれる企業などもありますし、そういうところではきちんとお給料も支払われます。ダウン症だから生まれてきたらその子が必ず不幸になるのかというと、そうではありません。家族はもちろん、地域でそういった人たちのことを見守り、彼ら彼女らの特性を見いだし、その才能を引き出していくことが、僕のような小児科医や親御さんの使命だと思えてならないのです。

アカリちゃんの活動に触れていると、僕も小児科医として、もっとできることがあるのではないか、と思います。歩みを止めず、地域の子どもたちのために僕ができることをやり続けていこうと日々励まされているのです。

今では僕の周りに、アカリちゃんと同じように四年制大学に進学した子もいますし、自分の得意なことを活かして社会で活躍している子もいます。

染色体異常により何らかの先天性疾患をもって生まれてきた子どもたちでも、何かしらできることがあるということが少しずつ証明されつつあるのです。

学校のあり方も、そういった子どもたちを受け入れられるように少しずつ整ってきているように感じることもありますし、これからどんどんそういった制度となる部分を改革していってほしいと願っています。

アカリちゃんもそういったことを考えて講演活動などを続けているに違いありません。時々アカリちゃんと一緒にダウン症フォーラムに参加することがありますが、そこでは、彼女は必ず自分の言葉で語っているのがとても印象的です。彼女は出生前診断でダウン症だと分かると中絶し、その命が排除されている話が出ると涙ぐみます。それでも彼女は凛とした態度で強く語りかけます。

そうしたアカリちゃんの姿を見ていると、僕は胸が熱くなります。きっと彼女のなかに、自分の命も、もしかしたら出生前診断により排除されていたかもしれないという気持ちがあるのかもしれません。

アカリちゃんが生まれた頃は出生前診断がまだそれほど積極的に行われていなかったこともあり、ご両親はアカリちゃんが生まれてから彼女がダウン症であることを知ったそうです。

学会やそうした講演会での登壇者の話は、意図的に「こういう話をしてください」とか、場合によっては「こう話してください」と台本のようなものが用意され、演出されることがあります。

でもそれは一歩間違えれば会場にいる人たちをある考え方に誘導しているように思える場合があるのです。それでは登壇者がいくら素晴らしい話をしてもその言葉の真意は伝わらないと僕は思います。

アカリちゃんがあちこちの講演などに呼ばれるのは、そうした意図した演出に乗っかることをせずに、常に自分の言葉で語るからなのでしょう。

アカリちゃんが講演などでそのように堂々と話せるのは、お父さんの影響が大きいことが考えられます。お父さんは中学校の国語の先生だったようで、一度、お父さんがアカリちゃんについて話された講演を聴いたとき、そんなふうに感じました。

そのときお父さんが話してくれたのは、アカリちゃんが子どもの頃一緒に言葉の勉強をしていたときのことです。言葉を大事にするお父さんが近くにいて、アカリちゃんを育ててくれたから今のアカリちゃんがいるのだと思います。

お父さんは「私は時々アカリを見て、もしかしたらこれから先、もっとすごい結果を出して、社会に大きく貢献する人物になっているのではないかと思うことがあります」と話していました。会場はそんなお父さんに拍手をしたり、「親バカだなあ」という感じで温かい笑いが起こったりしましたが、僕は今のままでも十分、アカリちゃんはこのお父さんにとって自慢の娘なのだと心が温かくなったものです。

アカリちゃんの優しく、おおらかなところはお父さんに似たのかもしれません。こんなふうにダウン症である我が子のことをちゃんと受け止め、その子の素晴らしいところを見つけ、一緒に育み、認める父親がいたからこそ、アカリちゃんはしっかりと精神的にも経済的にも自立をして、自分の言葉できちんと自分の思っていることを堂々と言える子になったのではないかと思います。

アカリちゃんが算数が苦手であることについても、お父さんは講演のなかで「普通の人でも算数や数学が苦手な人はたくさんいますし、スーパーで買い物をしたときに、レジより早く自分が買ったものの合計金額を暗算で出せる人なんていないでしょうから、算数や数学ができなくても何も困ることも恥じることもありません」と話していました。そんなお父さんだからこそ、アカリちゃんは自分の得意とする語学の才能を伸ばすことができたのではないかと思いました。

また、アカリちゃんが自分の言葉で臆することなく話せるのは、お母さんの影響を受けているからではないかとも感じます。

アカリちゃんのお母さんは、自然と人と親しくなるのが上手な方なのです。アカリちゃんが幼稚園の頃、アカリちゃんの面倒をよく見ていたシスターがいたそうですが、その方ともとても仲良しで、長く友好を深めていたと聞いています。

お母さんはアカリちゃんが中学1年生のときの担任の先生が、アカリちゃんのことをよく理解しておりとても親身になってくれる素晴らしい先生だと分かると、2年生に進級する際に「2年生になってもアカリの担任になってください」と直接頼みに行ったそうです。

この話を聞いたとき、一歩間違うとそれはクレーマーと思われたり、モンスターペアレントだと思われたりしてしまうのではないかとちょっと心配になりました。でもアカリちゃんのお母さんはそういった感じではまったくなかったようで、学校側もお母さんの主張を快く受け入れ、1年生のときと同じ先生のクラスにアカリちゃんを入れてくれたとのことでした。

ダウン症でもそうでなくても、子育ては、親の子どもへの関わり方で大きく変わります。アカリちゃんの家族は、アカリちゃんとご両親の3人家族ですが、僕が見ている感じでは、明るく楽しく、家族みんなで協力し合ってともに人生を歩んでいるように見えました。その結果としてダウン症だからとひねくれたりすることもなく、聡明でしっかりと自分の考えをもち、それを言葉にすることができるアカリちゃんに成長したのではないかと感じるのです。

今でもたまに、アカリちゃんのお母さんはアカリちゃんの体調のことで僕に電話をかけてきます。これからもアカリちゃんとご両親との交流はできる限り、続けていきたいです。彼ら彼女らと一緒に、僕も先天異常による子どもたちのために、歩みを止めず、僕にできること、また僕がやらなければならない使命を果たしていこうと思っています。

ストーリー

5

僕らの街の音楽隊

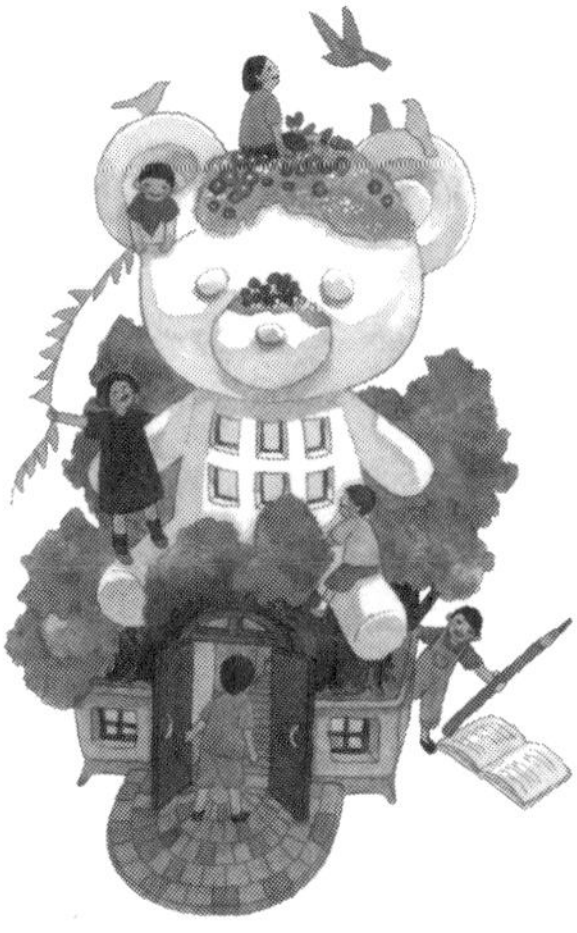

2001年に宮城県仙台市で始まった『とっておきの音楽祭』は、僕のクリニックがある鹿児島県鹿屋《かのや》市でも年に一度という頻度で定期的に開催しています。2019年には、僕が代表者となりNPO法人となりました。音楽が好きで、ギターやバイオリンを演奏する身として、またこの地域の子どもたちのための街のお医者さんとして、こんなにうれしいことはありません。

そもそも僕がこの音楽祭の存在を知ったのは、サーランギというインドの楽器を弾く、脳性麻痺を患う小児科医の先生と知り合ったことからです。この先生は僕と同じように先天異常の子どもたちを診ることを専門にしていて、以前から何度か学会等でご一緒することがありました。彼は、自分が脳性麻痺であること、それにより足が不自由である自分を認め、それでもこうして医師として仕事をしたり、好きな音楽を演奏したりしていけるということを、講演活動を通して積極的に発信していたのです。僕は一度その彼とじっくり話がしてみたいと思っていました。ちょうど彼が鹿児島で講演を開くと聞いたとき、会場へ出向き、講演後に彼を捕まえていろんな話ができたことにより親しくなりました。

そのときに、彼から「仙台で音楽の力でバリアフリーを目指したさまざまな人たちが一緒に楽しむ音楽祭があるんですよ」という話を聞いたのです。世の中にはそんなすてきな音楽祭があるのだと思ったことを覚えています。それが、僕が『とっておきの音楽祭』のことを初めて耳にした瞬間でした。

それから1年くらい経った頃、僕のところに突然ある家族が遠く宮城県から訪ねてきたのです。両親とユイちゃんというダウン症の女の子でした。彼らは全員音楽家で、お父さんはフルート奏者、お母さんはピアノの先生、ユイちゃんはリコーダー奏者とのことでした。ほかに、フルート奏者のユイちゃんのお兄さんもいると話してくれました。彼らは、ユイちゃんを診察していた医師から僕のことを聞いて訪ねてきたのだそうです。「宮城からわざわざ訪ねてきてくださったのですね。ありがとうございます。それでどういったご用件で僕のところにいらしたのですか?」

僕が尋ねると、ユイちゃんのお父さんが話し始めました。

「実は、仙台で毎年開催している障がいのある人と健常者とが一緒になって楽しむ音楽祭の様子を撮影したドキュメンタリー映画『オハイエ!』というものがあるんです。それにはユイも出ていて、とても素晴らしい作品なんです。私たち家族はこの音楽祭と映画を全国に広めたくて、宣伝活動をしています。ユイの主治医の先生から松田先生のお話を聞き、ぜひこの映画を観ていただいて、よかったらこの鹿屋市で上映会をやっていただけないかと思い、こうして訪ねてきました」

ユイちゃんのお父さんはそう言うと、映画のチラシとDVDを僕に渡しました。

「そうでしたか。ではまず映画を拝見しますが、少しお聞きしてもよいでしょうか」

僕はひとまずそれらを受け取り、少し、ユイちゃんたち家族と話をすることにしました。僕はダウン症のユイちゃんがリコーダー奏者であるということに興味津々だったのです。

お話を伺うと、本当にひょんなことからユイちゃんのリコーダーの才能が開花したということが分かりました。

「私が自宅の居間のテーブルにリコーダーを置いたままにしていたことが始まりでした。それをユイが見つけて、自然と口にくわえて吹いたんです」

それまでリコーダーの吹き方も何も教えたことはなかったとお父さんは言います。

「ユイがいきなりリコーダーを手にして綺麗な音を鳴らしたので、うれしくなって、私は自分のリコーダーを持ち出して、ユイの横に立ってタンギングという舌を使った技法で音を鳴らしました。するとユイは私がやったのを真似して見事にタンギングをして見せてくれたのです」

それからユイちゃんはお父さんの真似をしてリコーダーを吹くようになったのだそうです。それがユイちゃんのリコーダー人生の始まりでした。

ユイちゃんは小学校の支援学級に通っていますが、そこでこんなことがありました。

それは学校の音楽の授業でリコーダーの試験があったときのことです。一人ずつ課題曲を吹いていき、ユイちゃんの順番がくると、「上手に吹くのは少し難しいかもしれない」と思ったのか、クラスのみんなは心配そうにユイちゃんをじっと見守っていました。

そのとき、ユイちゃんが演奏を始めました。

一瞬のうちに教室はしんと静まりかえり、みんながユイちゃんの演奏に耳を傾けたのです。その演奏はクラスのなかで誰よりも見事なものだったようで、演奏が終わると、その場にいた全員が笑顔で大きな拍手をユイちゃんに贈りました。それがうれしかったのか、最初はキョトンとしていたユイちゃんは、その後、泣き出してしまいます。

「きっとみんなの拍手がうれしかったのだと思います」とユイちゃんのお母さんはユイちゃんの肩を抱きながら僕に話してくれました。

その後、ユイちゃんはリコーダーを手放さなくなり、暇さえあればリコーダーを吹くようになったといいます。そんなユイちゃんの演奏は評判となり、フルート奏者であるお父さんとお兄さんの関係者を通じて、ユイちゃんはリコーダー奏者として音楽家デビューをすることになりました。なんとCDアルバムまで出すことになったのです。

また、こんな話もしてくれました。

「ユイの兄が、自分のフルートコンサートにユイをゲストに呼んで、舞台で共演したんです。演奏が終わって客席を見たら、みんながユイに釘付けで、大きな拍手を送っていました」

お兄さんはコンサート終了後、ユイちゃんに、

「今日はユイにやられたよ。僕のコンサートなのに、みんなユイの演奏に夢中になっていたもの」

お兄さんは、どこかうれしそうにそう言いました。

僕はこの話を聞いて、うれしく思うと同時に、それを手放さないほど興味をもったリコーダーという存在に出会い、素晴らしい人生を送るユイちゃんに感動しました。また、僕がこれまで染色体異常の子どもたちを専門として小児科医として仕事をしてきたこと

は、こういう子どもたちに出会い、何か僕にできることをするためだったのではないか
と改めて思ったのです。

ユイちゃんたちが帰ると、僕はすぐに預かった映画『オハイエ!』を鑑賞しました。映画のなかでは、ユイちゃんのようにいろんな才能をもった人たちが、生き生きと自分のできることを楽しそうにパフォーマンスしている様子が描かれています。ユイちゃんも主人公の一人としてリコーダーを立派に演奏していました。ほかにもダウン症の人が書道に打ち込む様子や、ギターを弾いたことがなかったダウン症の男性が上手にギターを弾けるようになるまでについて描かれたエピソードもあります。

観賞後、僕は心がじんわり温かくなり、目から涙が溢れました。

これはユイちゃんの家族が言うように、全国に広めるべき映画だ、そう思った僕は、鹿屋市で上映会をやろうと心に決めたのです。

僕は上映会を行うために、自分が鹿屋市で立ち上げた療育ネットワークの会員に連絡

をしました。療育ネットワークとは、障がいのある人たちの関係者、ご両親、その方たちのために動いてくださっている保育士さんや療育（発達支援）に関係する人たちとの交流の場で、多いときには会員が１００人を超えることもありました。月に一度くらいのペースで、発達障害の子どもたちと、それに関わる人たちのための勉強会を行っていました。

その勉強会の席で、僕はユイちゃんたち家族のことや、『オハイエ！』という映画の話をして、「皆さん、どうですか？　この映画、観てみたくないですか？」と問いかけると、すぐに「観たいです。ぜひ上映会をやってください」と賛同の声が多く返ってきたので、さっそく上映会を開催するための準備を始めました。

まずはユイちゃんの家族に連絡をし、宮崎県都城《みやこのじょう》市にいるこの映画の製作関係者の人を紹介してもらい、映画のフィルムを手配しました。

上映会は合計2回行いました。どちらも会場は大いに盛り上がり、「鹿屋でもこんな音楽祭を開催したい」という声が上がったのです。

そこで僕は「じゃあまずはユイちゃんに鹿屋に来て演奏をしてもらって、こんなふうに難病を抱えた人たちも演奏ができるのだということを街のみんなに見てもらおうか」と提案しました。

するととんとん拍子に進み、ユイちゃんが演奏をしに2011年3月29日に鹿屋に来てくれることが決まったのです。でもその話をしていた直後、東北で大地震が起こりました。忘れもしない3月11日の東日本大震災です。

僕はすぐにユイちゃんたちの安否確認を行うため連絡をしました。でもまったく状況をつかむことができません。数日後、ようやくユイちゃんたちが秋田の親類のところにいることが分かり、電話で話すことができました。

「無事であることが分かっただけでいいです。今は大変なときでしょうから、無理をして3月29日に鹿屋に来る必要はありません。僕たちはいつでもお待ちしていますから」と伝えました。すると、ユイちゃんのご両親から意外な言葉が返ってきたのです。

「いいえ、こういうときだからこそ、今の東北の状況を知ってもらうためにも必ず行きます」

3月29日、ユイちゃんたちが無事に鹿屋に来てくれました。話を聞くと、着ている服はすべて借り物で、楽譜は震災でなくなってしまい、集められるものを集めてきたといいます。

僕はユイちゃんが震災にあったあと、普段と違う生活を余儀なくされるなかで、本当に舞台に立って演奏ができるのか心配になりました。お父さんも僕と同じようにユイちゃんのことを気にかけている様子でした。

聞けば、ユイちゃんはすべて楽譜を覚えているので、楽譜がなくても普段なら問題なく演奏することができるのだと言います。

「震災によるショックやストレスがどれくらいあるのかまったく分かりません。私でさえも今のこの状態はとてもつらいのに、ユイは大丈夫なのだろうか、ちゃんと舞台に立って、頭の中にある楽譜を思い出して演奏できるのか、と気が気でなりません。私から『こんなときだからこそ鹿屋に行って演奏します』と言いましたが、本当にそれで良かったのか正直なところ私たちにも分からないんです」と胸の内を語ってくれました。

ついにユイちゃんの演奏会が始まりました。僕やユイちゃんのお父さんの心配をよそに、ユイちゃんは楽しそうにリコーダーを演奏し、途中で演奏を中断したりするようなこともなく、見事なステージを鹿屋のみんなに見せてくれたのです。僕はそんなユイちゃんの姿に、音楽家としてのプロの姿を見た思いがして、目頭が熱くなりました。

司会者が「映画『オハイエ！』の主人公の一人、ユイちゃんの演奏でした」と言うと、場内から大拍手が起こります。それを受けて、司会者が言いました。

「今、ユイちゃんたちが暮らす東北はひどい状態です。何らかの形で私たちも東北を援助したいですよね。皆さん、この鹿屋でも『とっておきの音楽祭』を開催してみませんか？」

これにはびっくりしました。僕のなかにもその思いはありましたが、実際にやるとなったらどれだけ大変なことかも分かっているつもりだったからです。会場では耳が痛くなるほど大きな拍手や歓声が鳴り響いています。演奏会終了後に来場者にお願いをしていたアンケートを見ると「鹿屋でもやりたいです」とか「やりましょう」といったことがたくさん書かれていたのです。

「これはもう、鹿屋でもやるしかないね」

僕はこの上映会を一緒にやってくれた仲間にそう言いました。

とは言いつつも、僕たちは映画のなかでしか音楽祭の様子を見ていないので、まず実際にどんな音楽祭なのかこの目で見るところから始めることにしました。

2011年6月、まだ震災から3カ月ほどしか経っていない仙台で音楽祭が開催されると聞いて急遽向かうと、ユイちゃんたちが、実行委員長さんたちを紹介してくれて、そのとき「鹿屋でも音楽祭、できそうですよね」なんて話が出ました。

僕は「やる」と口に出してしまったら本当にやらなければならなくなってしまうので、その場では何も言いませんでした。とりあえず音楽祭を見てまわると、街には至るところに震災の傷跡が残り、メイン会場のガラスは割れた状態のままでしたし、ほかの会場周辺には瓦礫が残っていました。それでも集まった人たちは、とびきりの笑顔で楽しそうに音楽を聴き、ステージから流れる曲に合わせて出演者と一緒に歌ったり、リズムに合わせて身体を動かしたりしています。それは僕がこれまで見たことのない光景でした。

音楽祭のフィナーレでは、実行委員をはじめ、音楽祭を主催しているほかの地区の方々からの挨拶が続きます。そのうちの一人は昨年からこの音楽祭を始めたという熊本の実行委員の方でした。その人が突然、「鹿児島から松田先生いらしてますよね」と僕を呼びます。その声を聞いて内心、えっ！　と思いましたが、僕は舞台に上がりました。

「音楽祭はいかがでしたか？」

「とても感動しました」

「次は先生がお住まいの鹿児島県鹿屋市でもやられると聞きました」

「えっと……。はい。鹿屋でもやろうかという話をしていて、今回、初めて実際の音楽祭の様子について見せてもらいました。それで……、今決めました。鹿屋で今年の10月の半ばに開催します」

その場の勢いで言ってしまいました。と同時に会場が拍手と歓声に湧きました。僕はとんでもないことを言ってしまったと思いながら、鹿屋でこの音楽祭を必ずやって、成功させようととうとう覚悟を決めたのです。

ステージを降りると、鹿屋から一緒に来ていた仲間たちのなんとも言えない、責められているような、「あー、公言しちゃったよ～」と呆れているような、でもどこか楽しんでいる視線が僕に刺さりました。

「みんな、ごめん。勝手にあんなこと言って」

僕はみんなに謝ります。みんな、少し苦笑いしている様子を見せていましたが「まあ、もともと鹿屋でもやる予定で来たんだから、いいんじゃない」と笑ってくれました。

その後、日が暮れて辺りが暗くなってからも、メイン会場では集まった人たちがステージから流れる音楽に合わせて何度も歌を歌い、いつまでもワイワイと盛り上がりを見せていました。その様子に僕は感動し、鹿屋でもこの音楽祭をやると決めてよかったと心の底から思いました。

音楽の力は本当に素晴らしいです。特にこの年のこの音楽祭は、会場となった仙台の人をはじめとする、震災にあった人たちに元気と勇気と希望を与える機会になったのではないかと感じました。またこれを機に、全国あちこちで音楽祭をやろうという動きが活発になったようです。今、僕が知っている限りでは、鹿屋のほかに、熊本、丹波篠山、盛岡などで継続的に開催されています。

こうして鹿屋でも音楽祭を開催することとなったのですが、鹿屋に戻ってからが大変でした。音楽祭を10月にやるために、実行委員会みたいなものを仲間と立ち上げたのはいいものの、具体的にどうすればいいのかまったく分かりません。そこで、まず音楽祭のコンセプトを決めようということになりました。

僕としては、鹿屋の街がシャッター通りになってしまっているのが以前から気になっていたので、コンセプトとして3つの柱を立てました。

それはこの音楽祭でシャッター通りを活性化する、東北の支援をする、中高生のボランティアを育てるというものです。僕がこの3つの柱を提案したところ、仲間も皆賛同してくれて、まずはコンセプトが無事に決まりました。

次は出演者です。こういう音楽祭なので、それぞれの個性や才能を活かし、いろんな人に出てもらいたいというのが委員会のみんなの希望でした。

僕はまず、英語が得意なダウン症のアカリちゃんに連絡をしました。アカリちゃんは快く引き受けてくれて、僕の絵本『MAGIC CANDY DROP』の朗読を頼み、僕はバックでバイオリンを演奏することとなりました。

また、ユイちゃんにも連絡をし、ぜひ鹿屋の音楽祭で演奏をしてほしいとオファーをしたのです。ユイちゃんも喜んで来てくれると約束してくれました。

運営スタッフとして療育ネットワークの人たちが参加してくれることになったのも大きかったです。療育ネットワークは、この音楽祭での取り組みが認められ鹿児島県から表彰されるまでになりました。彼ら彼女らの協力なしには、この音楽祭は開催できなかったと思います。

しかし、その1年後くらいに資金繰りの問題や会員数があまりに増え過ぎたことなどから、発展的解消をすることになりました。僕を含めた3人くらいでこのネットワークを運営していたのですが、どうにも収拾がつかなくなってしまったのです。
この療育ネットワークのコアメンバーは、僕と一緒に音楽祭を運営する実行委員のメンバーで、僕の大切な仲間となりました。彼ら彼女らは、発達支援センターやこの地域の障がいのある人たちが入所している施設の職員で、僕のよき理解者でもあります。

音楽祭当日は、ダウン症のアカリちゃんとユイちゃんが参加してくれたことで、鹿屋地域のダウン症の子どもがいるご家族の方々がたくさん来場してくださり、二人のご家族にいろんな話を聞いている様子を目にしました。こうした交流の輪が広がっただけでもこの音楽祭をやってよかったなと感じます。彼女たちのように豊かな才能を活かして活躍している人がいることで、自分の子どもにも何か秀でたものが必ずあるだろうと希望がもてるからです。

僕たちの音楽祭の会場は、メインステージを屋外の、川を挟んで、ステージと客席が分かれているところにしました。客席は階段になっていて、そこに座ってステージを見てもらうのです。このメインステージでオープニング、フィナーレをはじめ、劇などいろんな催しを行いました。

ただ、この屋外のメイン会場は、天気によっては最悪な事態を招きます。何回目かの音楽祭のときに、雨が降り、川が氾濫し、メインステージが浸水してしまうという事態が起こりました。

また、反対に晴れていたとしても風向きによっては屋外の会場には危険が生じました。火山灰です。ひどいときには、歌っているときに口の中に灰が入ってきたり、出店などで飲み物を買ったらそこに灰が落ちてきたりといったことが起こります。

そうした経験から僕たちはだんだんと、屋外のステージはできるだけ屋根のあるところにしたり、出店にはテントを張ったりと工夫をするようになっていきました。

音楽祭では、街中を舞台としてあちこちでいろんな演奏会やパフォーマンス、展示や物品販売を行っています。この音楽祭のコンセプトの一つである「街のシャッター通りを活気づかせる」を実現するために、僕はシャッターを閉めている商店の方々に声をかけ、その店内を舞台にさせてもらいました。

ただ、パチンコ屋さんだったところなどは、タバコの匂いなどが残っていて、空気が悪く、そこで演奏するとおそらくむせてしまったりする可能性があります。そこで、そうした場所では、できるだけ換気や掃除をしたあと、この音楽祭に賛同してくれた人たちが描いた絵や作った焼き物などを展示する場として、気に入ったものは購入できるように展開しました。

この会場作りで力を発揮してくれたのは、地元の高校生のボランティアたちです。彼ら彼女らがいなかったらとても当日を迎えられなかったと思います。

また当日は、鹿屋の街のいくつかの場所を歩行者天国にしてもらうように市に掛け合いました。その結果、ドタバタとした音楽祭ではありましたが、約３０００人を超える人たちが訪れ、楽しい時間をともに過ごすことができたのです。

音楽祭の３つのコンセプトも、すべて達成することができました。東北の支援についいては、街のあちこちに募金箱を置いたことで、想定していた以上の募金額を集めることができたのです。また東北から参加してくださった人たちが自分たちで作ったクッキーなどのお菓子を持ってきて、何カ所かで販売していたのですが、うれしいことにすべて完売していました。

シャッター通りは、音楽祭の影響かどうかは分かりませんが、そのあとかなりの数のお店が再びシャッターを開けて商売を始めるまでに至っています。僕たちの「街がもう少し賑やかになってほしい」という願いが叶ったので、とてもうれしく思いました。

フィナーレでの最後の挨拶で、僕は「今回初めて鹿屋で『とっておきの音楽祭』をやりましたが、皆さんどうでしたか？」と問いかけると、会場からワーッと盛大な拍手が起きたので、心底ほっとしたものです。でもこのとき「次はいつですか？」と会場から問いかけがありました。

僕はまず今日の音楽祭をやりきることしか考えていなかったので、正直少し焦りを感じずにはいられませんでした。会場からまた別の声がしました。「5月3日だったら、道路を一部封鎖して、そこを会場にすることができますよ」と言うのです。その言葉を聞くと会場でまた大きな拍手が起こりました。その瞬間、第2回は次の年の5月3日に開催することが決まってしまったのです。

2回目の音楽祭も1回目と同様にドタバタといろんな知り合いを頼って、大阪などあちこちから参加者を集めて、勢いでなんとかやりきりました。でもそのやり方では資金がかかり過ぎたりして、継続して実行していくことは難しいということがはっきり分かったのです。

こうしたなか実行委員会で行った会議では「やっぱり地元の音楽祭という形で継続してやっていくには、なるべく地元の人たちを中心に参加してもらうようにしたいね」といった意見がだんだんと増えていきました。

そんなふうにして、鹿屋でも大成功を収めたこの音楽祭はこれまでに10回以上も開催されるまでになりました。コロナで盛大に音楽祭ができなかったときには、近くに新しくできた女子校の多目的ホールを市にお願いをして借りる形で開催しました。このホールはステージが広くて演奏しがいがあったためです。また会場内に、地域の人たちが作ったものを展示し、販売なども行ったところ、大盛況となりました。この学校のご厚意で、グラウンドを駐車場として使用させてもらえたのもよかったです。

ボランティアについても、あるとき、僕のクリニックに研修にくる看護学生が通う学校に僕たちの音楽祭のことを話したら、「ぜひウチの生徒にも手伝わせてください」と申し出があり、看護学校の学生も来てくれるようになりました。今では音楽祭でのボランティアは授業の一環として、参加すると単位がもらえるほどの活動になっています。

ユイちゃんたちご家族は第一回から、連続して4、5回はこの音楽祭に参加してくださっています。

あるときには、ユイちゃんたちご家族に感謝の気持ちを込めて、音楽祭とは別にコンサートをしてもらったことがありました。

会場は、鹿屋市にある結婚式場の一番大きな宴会場です。ユイちゃんのことを話し、「会場を使わせてください」とお願いをすると「うちでよかったらぜひ使ってください」と快く会場を提供してくれました。どうも僕たちが話をしたその担当者は東北の震災復興のために寄付を行うなどしている方だったようです。

こうして250人くらいの集客ができて、音響設備も良く、グランドピアノもあるという、これ以上ない最高の会場を確保できました。

コンサートはワンステージ1時間を2ステージ行い、来場者数はそれぞれ150人くらいでした。結婚式場のスタッフは観客を席まで案内してくださり、飲み物のサービスまでしてくれました。ユイちゃんも最高の演奏でコンサートをやりきり、観客も大喜びです。その後もユイちゃんはこの会場で4回くらい定期的にコンサートを開いてくれました。

音楽祭を開催するようになってから、僕は音楽を通じて、以前にも増していろんな人とつながりをもてています。

なかでも、とっておきの音楽隊の仲間は格別です。この音楽隊はダウン症の人を中心

とした メンバーで成り立っています。週1回月曜日の夕方6時30分頃から8時くらいまで集まって、演奏したり歌ったり、手話でパフォーマンスをしてワイワイ楽しく練習をしているのです。ここでは音楽祭の事務局長を務めてくれているピアノの先生がみんなをまとめてくれています。僕も毎週できるだけ練習に参加するようにしているメンバーの一人です。

音楽隊のコンセプトは「みんな違ってみんないい」です。本当に個性豊かな面々が揃いました。主要メンバーは、養護学校を卒業して、今は作業所で働いているダウン症の20歳くらいの男子二人、彼らはエアギターとボーカルを担当しています。ギターを弾いていないときには歌詞に合わせて手話をします。

エアギターといっても、本物のギターを肩から提げて、曲に合わせてアンプにつながっていない状態で音を掻き鳴らすといった感じです。

彼らの音は常に音楽コード「ドミソ」の「C」のようですが、ちゃんと曲のリズムに合わせた形で、自由にとても楽しげに演奏します。彼らは幼少の頃から僕のクリニックに通院していて、その二人が成人して、今ではこの音楽隊の小さい子たちの面倒を見てくれるまでになりました。主治医としてこんなにうれしく思うことはありません。音楽隊の頼りになるお兄さんたちといった存在です。

歌とキーボードを担当しているのは、21歳の気まぐれなダウン症の女性です。彼女は練習に来ても「私はしない、しない」と言うのが口癖です。でも曲が流れると最高の笑顔で演奏に参加し、マイクを持たせたら離さずに歌い続けます。

彼女も昼間は作業所で立派に働いているのです。彼女も僕の患者でした。注射が好きで、僕は彼女の採血や検査で苦労したことはありません。一緒にいてとても楽しい存在です。

彼女は、自分がやりたいと思ったことはなんでもやってしまいます。この前はYouTubeに自分のチャンネルを開設したと聞きました。見ると「ダウン症なんとかチャンネルです」と言って本人が登場します。

ある回では、「今日はお給料をもらいました」と言って封筒を見せて、「たくさん入っています。でもこれを買ったので、もう封筒には何も入っていません。全部使ってしまいました」とカメラに向かって楽しそうに笑い、買ったものを見せていました。

また「百円ショップで買い物をしました」という回では、やはりお給料をもらい、職場の近くの百円ショップでいろんなものを買い込みます。この番組を見て、近所の人たちのなかには彼女が百円ショップで買ったものを購入する人もいるほどです。なんとも温かい話だと思いました。番組の最後には「番組登録お願いします」としっかり宣伝までしている彼女がとても愛らしく見えます。彼女のこのチャンネルは再生数が1000回くらいはあるとのことで、驚きました。

音楽隊には、ほかにもダンスパフォーマンスが得意な小学5年生くらいの自閉スペクトラム症の男の子や、歌いながら手話をする中学2年生くらいの知的障害の女の子がいます。みんな、僕の患者です。

知的障害の女の子は今、キーボードを練習してくれています。僕がこの子の通う幼稚園の園医をしていて出会い、それから僕が診察するようになりました。最初は四つん這いになって移動をしていたのを覚えています。それがつかまり立ちができるようになって、今では歩けるようになりました。

彼女のお母さんとは時々「こうして歩いて走り回っているのが信じられないね」と話したりしています。また、その彼女の妹で幼稚園児の女の子も音楽隊のメンバーです。姉妹で僕のクリニックに何かあると患者として来てくれます。妹ちゃんは、演奏が始まるといつも楽しそうに身体を動かす姿が愛らしく、音楽隊のアイドル的存在です。


彼女たちのお母さんもアクティブな方で、以前バトントワリングをやっていたということを聞いていたため、２０２２年の僕のクリニックのクリスマス会で、音楽隊のみんなとダンスを披露してもらうつもりでいました。

残念ながら新型コロナウイルスの大流行により、クリスマス会は中止せざるを得ませんでしたが、僕は音楽隊のみんなにクリスマスプレゼントを用意していたので、練習日に持って行きました。

するとみんなが「じゃあ、ここでクリスマス会をしよう」と言って、楽しく演奏をし、歌い始めたのです。どんなときでも音楽によって楽しむことはできるのだとみんなから教えられました。

僕の患者がこんなふうにつながって一緒に音楽を演奏し、楽しいときを過ごせることに喜びを感じます。

あるとき、この音楽隊のメンバーで「『とっておきの音楽祭』のテーマソングが欲しいね」という話になり、みんなで作詞をして、知り合いの作曲家に曲を作ってもらったことがあります。

このテーマソングは、とっておきの音楽隊が結成される前に音楽祭の実行委員で鹿屋や音楽祭に関係のある単語を出し合って作り上げたものです。

まずみんなで音楽祭に合う言葉を出し合いました。シャボン玉とか、バラの花とか、思いつくままに言葉を挙げていき、それを僕と事務長で詩の形にしたのです。今ではとっておきの音楽隊が手話をつけて、あちこちで披露しています。

完成した歌は『とっておきの音楽祭の歌』というタイトルで、音楽祭の最初と最後に会場にいるみんなと一緒に歌っています。その瞬間はみんなが音楽で一つになって、とても感動的です。

音楽隊のメンバーは、鹿屋での活動だけではなく、仙台や熊本、丹波篠山などの『とっておきの音楽祭』にも出向いています。そこでも僕らの音楽祭のテーマソングを披露しているのです。

この音楽隊も、みんなのまとめ役だった事務長がいなければ続いていなかったと思います。彼女は、第1回音楽祭に参加してくれて、そこから親しくなりました。僕らの音楽祭は、見切り発車で走り始めてしまったため、実行委員をしている僕の仲間たちのなかには音楽に関係する仕事をしている人がおらず、地域の音楽関係の人とつながりをもてずにいたのです。音楽祭3回目までは、なんとかそれでやってこられましたが、このままでは長くは続かないと感じていました。

そこで、ちゃんと組織を作ろうということになり、ピアノの先生をしている彼女に「僕たちの音楽祭の事務局長をやってくれないだろうか」と声をかけたのです。彼女は快く「いいですよ」と言って引き受けてくれました。そうして第4回音楽祭の準備をしているときに、今度は彼女から「ねえ、とっておきの音楽隊を作りませんか？　私、メンバーを集めます」と声をかけてくれたのです。

それはいい考えだと思った僕は即座に「いいですね、一緒にやりましょう」と答えました。そこから彼女が特別支援学校の卒業生に声をかけ、音楽隊のメンバーを集め、練習を見てくれるようになりました。そのメンバーがみんな僕の患者だったのは本当に偶然でした。

この事務長が、『とっておきの音楽祭ｉｎかのや』をＮＰＯ法人の形にし、音楽隊で演奏や歌、ダンスのほかに手話を取り入れてくれたのです。音楽祭にはいろんな人が参加します。音楽祭のテーマであり音楽隊のコンセプトにもあるように、「健常者もそうでない人も関係ない、みんなそれぞれ違っていい」という言葉のままに、聴覚障害の人も楽しめるようにという考えから、みんなで手話をやろうということになりました。彼女がいなかったら音楽祭も音楽隊も続いていなかったと思います。

ＮＰＯ法人にすると、きちんと運営資金を稼がなければなりません。そのため、音楽祭だけやっているというわけにはいかなくなりました。年間にいくつか演奏会などを行い、出演料などを得る必要があるのです。

現在のＮＰＯ法人の主な活動は、とっておきの音楽隊が演奏会を行うことにあります。年に5回くらいは演奏をしに出かけています。４月のバラ祭りにはじまり、5月の『とっておきの音楽祭』、夏と秋の鹿屋市のお祭り、12月の僕のクリニックのクリスマス会などが主な演奏の場となっています。僕はいつもメンバーの後ろでこっそりバイオリンを弾いている感じです。ほかにも頼まれれば老人ホームやバラ園などでも演奏をして、出演料をもらい、活動資金にしています。

活動費で大きいのが音響費です。音響機材のレンタル料などが結構かかるということを、活動をするなかで学びました。演奏会場できちんとした音響で演奏しようとしたら音響スタッフが必要となります。

そうすると、人件費や技術料などが発生するのです。当初は音響機材をもっている知り合いに頼んで、音楽祭を含めて彼に音響全般を通常の半分の金額でお願いしていました。それでも結構な支出となります。

そこで彼を口説いて、音楽祭の実行委員になってもらいました。こうして彼は僕たちNPO法人のスタッフになったのです。音楽祭の音響については彼と相談し、メイン会場は今ある機材で、彼ができる最高の音響環境を作り、ほかの小さな会場では、楽器そのままの生の音で演奏を聴いてもらったり、参加者でマイクを持っている人に持参してもらってそれを使ったりといったこともしていきました。

音楽には、人を惹きつけるパワーがあると思います。一人でいるとき、むしゃくしゃしているなあと思ったら僕は一人でバイオリンを弾くことにしています。そうすると、心がすーっと落ちついてきます。音楽には心を癒す効果があると実感できるのです。そうかと思えば、音楽隊のみんなで演奏をしたり、音楽祭に参加したりしてみんなが笑顔になるのを見ると、心が一つに結ばれる瞬間に出会い、生きていることそのものが楽しくなって、その場にいるたくさんの人と縁を結んでいると感じます。これもまた音楽の力だと思うのです。

そんな音楽のお祭りを行うことで、僕は鹿屋という地域に少しは貢献できたのではないかと感じています。これからも大好きな音楽を通して、たくさんの人とつながり、地域の人たちの役に立っていきたいです。

ストーリー

6

音のない世界に響く
みんなの歌

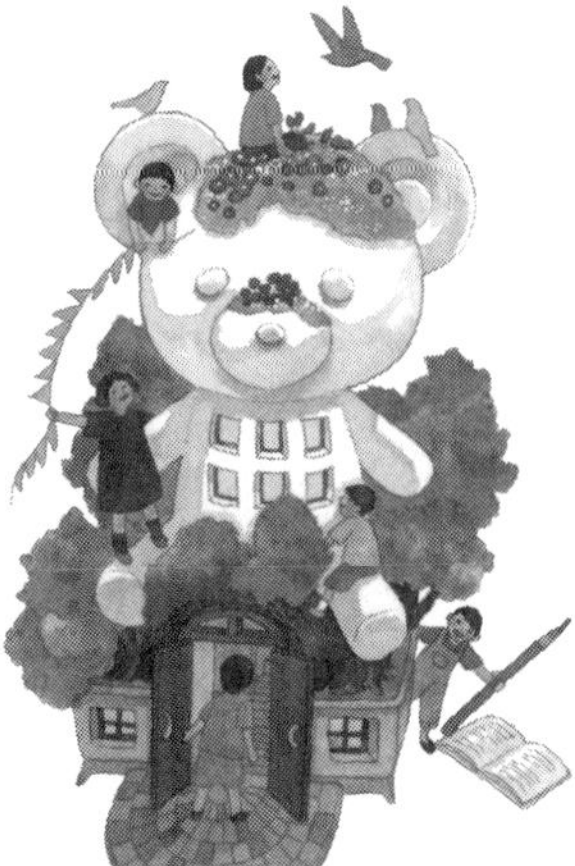

2011年3月11日、東日本大震災が起こったとき、僕は医者として何か自分にもできることがあるのではないかと思い、すぐにボランティアとして現地に行きました。

そこで一人の素晴らしい女性・野口さんと出会ったのです。

彼女は岩手県の県庁の職員でした。野口さんは耳が聞こえませんでしたが、視力が良く、読唇術に長けていて、普通に話もしていたので、最初は彼女が耳が聞こえていないということに気づかなかったのです。

とても若々しく、行動力も判断力もあり、被災地で誰もがバタバタと混乱気味に動いているなかで、彼女だけは落ちついてよく状況を把握したうえで、県の職員をはじめ、僕のようなボランティアに対しても的確な指示を出していた姿が印象に残っています。

僕が現地に着いてどうしたらいいか分からずにいたら「ボランティアの方ですか?」と最初に声をかけてくれたのも彼女でした。

「はい。小児科医です」と僕が答えると、彼女はすぐに手元の書類を見て言います。

「被災者の手当や検死などについてはすでに手は足りています」

「では僕は何をすればいいですか？　できることがあればなんでもします」

僕がそう言うと、彼女は頷き、微笑んで、また手元の資料に目を落とします。

「小児科の先生でしたら、まずこの避難所に行って、そこにいる子どもたちの心のケアをお願いします。子どもたちの様子を見ながら、話をしたり、絵本の読み聞かせをしたりするとか、一緒に歌うとか、できますよね」

僕は大学病院にいた頃、子どもの心のケアを専門に診察していた経験があったので、即座に「はい。大丈夫です。できます」と答えました。

「あと、できれば子どもたちのお母さんの話も聞いてあげてください」

親御さんのケアも、大学病院で出生前診断などのカウンセリングをしていたので、僕の得意分野です。人生に無駄なことはないのだとこのとき思いました。

「分かりました」

僕はそう返事をしながら、この女性はとてもしっかりとした仕事のできる人だと感心したのです。彼女だって被災者の一人として、大変な思いをしているはず。それなのに、こういうときこそ平常心で自分がやるべきことをしようと行動する彼女の姿に感動しました。

僕はさっそく彼女に言われた施設に出向き、子どもたちに話しかけ、まずは彼ら彼女らと仲良くすることから始めました。また、子どもさんがいるお母さんたちに「何か困っていることはありませんか？　子どものことで気になっていることがあれば何でもおっしゃってください」と声をかけて歩いたのです。

「あの……」と声をかけてくれた女性に話を聞くと「子どもたちが走り回って遊びたがっているんですけど、避難所で何をさせて遊ばせたらいいのか分からなくて……。じっとしてばかりいるからか、夜なかなか寝つけないようで、どうしたらいいか……。何か良い方法はありませんか？」と打ち明けてくれました。

僕は良いアイデアを思いつきます。

「お母さん、大丈夫ですよ。いい解決策があります」

僕はそう言うと、さっそく子どもたちを集めて、持ってきたペンシルバルーンを取り出し膨らませました。

子どもたちの目が「これから何が始まるのだろう」と興味津々といった感じで輝きを増していきます。

「この風船で何を作ってほしい？」と僕は子どもたちに聞きました。

「チャンバラごっこがしたい！」

「刀、刀がいい！」

次々と男の子たちが言いました。

僕は「分かった。刀だね」と言い、すぐに風船で刀をさっと作ってあげました。

子どもたちは喜んで「僕も、僕も！」とせがみます。

僕はいくつも風船を膨らませて、刀を何本も作り、子どもたちに渡しました。

子どもたちは、その刀を1本ずつ手に取ると、避難所の外に駆け出して、走り回り、すぐにチャンバラごっこを始めます。

風船でのチャンバラごっこなら、叩いても叩かれても痛くありませんし、安全です。また、これなら子どもたちが自然な形で走り回り、身体を動かすことができるという点でも良いチョイスだと思いました。

ただ、風船なので、ちょっとした衝撃で割れてしまうことがあります。思ったとおり、しばらくすると、彼らは僕のところに走ってきて「おじちゃん、刀が壊れちゃった」と言ってきました。

「大丈夫だよ。また新しいのを作るから」

僕はそう言って、再び風船を膨らまして、刀を作って彼らに渡しました。

それを見ていた女の子たちが僕をじっと見つめ、何か言いたそうにしています。

「君たちは何を作ってほしい？」

彼女たちの顔が一瞬のうちに笑顔になりました。

「動物！　かわいいの作って！」

僕はちょっと得意げな気持ちになって、また風船を膨らませると、リスやウサギ、犬などを作り、彼女たちに渡しました。

その様子を見ていた子どもたちのご家族をはじめ、避難所にいたおじいさん、おばあさんらの表情が和らいでいきます。

僕も子どもたちが喜んで遊ぶ姿がうれしくて、このボランティアに来て良かったと心底思いました。

ペンシルバルーンは、僕が大学病院から、鹿児島市内のターミナルケアを専門とする病院に派遣されていたときに習得したものです。

この病院で僕は白血病の子どもたちの治療をしていましたが、行き詰まりを覚えていました。白血病は血液のがんともいわれる非常に恐ろしい病気です。治療をしても、回復せずに、亡くなってしまう確率が高い病としても知られています。

そもそもこの病院そのものがターミナルケア病院ですから、ここに入院している患者は、余命がわずかであることを宣告されているのです。

ここでの僕の仕事は、残された時間を少しでも心穏やかに過ごしてもらえるようにするための緩和治療を主としていました。それはつまり、自分がここで担当している患者の最期を看取らなければなりません。もちろん命には限りがありますし、こういう現実を受け入れて、医師として、自分がやるべきことをやらなければならないことは分かっています。

またこういう病院に勤務することも、医師として生きていくうえでは経験すべきことであると十分に理解をしていました。それでも死に向かう患者に寄り添うことは、精神的にきついことには変わりありませんでした。

でも医師である僕がそのような弱音を吐いたり、暗い顔をしていたりしたのでは患者たちを不安にしてしまいます。日々、彼ら彼女らのために何かできることはないか、人生の最後を過ごすこの病院で何か心に残る思い出を作ってあげることはできないかと思い悩んでいました。

僕が考えたことの一つは、患者たちに、四季を感じられるようなことをしてあげられないだろうかということでした。彼ら彼女らにはタイムリミットがありますから、現実の四季を見せてあげることは難しいこともありますが、でもそういう感覚を味わってほしかったのです。

そんなとき、病院に一人の女性パフォーマーがやってきました。彼女は音楽に合わせてペンシルバルーンを使い、さまざまなものを作り出していきます。いろんな種類の動物を作り、野生の動物がたくさんいるかのような空間や、色とりどりの花をいくつも作り、お花畑のようなものを見せてくれたりしました。

彼女のパフォーマンスを見ていた子どもたちは「わあ〜」と歓声を上げ、大喜びです。僕も子どもたちと一緒に夢中になって彼女が動物や花を作っている様子に見入ってしまいました。そのとき「これだ！」とひらめいたのです。彼女が作っている様子をよく見ていると、とても簡単そうで、僕にもできそうな気がしたのです。

僕は、パフォーマンスを終えた彼女に「僕にバルーンアートを教えてくれませんか？」と声をかけました。

「興味ありますか？」と彼女は僕の目を見て聞きます。

「はい。僕も自分の患者である子どもたちに、バルーンアートを作ってあげたいのです」

そう答えると、彼女は微笑み、快く「分かりました。いいですよ」と言ってくれたのです。

それからというもの、彼女は病院でのパフォーマンスを終えると、僕にバルーンアートを教えてくれました。

このとき、小児科には、僕を含めて三人の小児科医がいました。最初は僕一人で教えてもらっていましたが、やってみたら楽しく、子どもたちが喜ぶ姿を思い浮かべていたら、この機会にほかの二人の先生も誘ってみようと思いました。僕はほかの二人に「おい、バルーンアートができるようになったら、子どもたちが喜ぶぞ。一緒にやろう」と声をかけたのです。

こうして僕たちは、彼女に手取り足取りバルーンアートの基本を教えてもらい、彼女の手元がよく見えるように動画に撮って、休憩時間や休みの日など、暇さえあれば何度も何度も練習しました。

また、当時はまだインターネットなどない時代でしたから、東京などに出張があると、バルーンアートの本やビデオを買い込んで、それを見てさらに練習していったのです。そのかいあって、気づいたら、ある程度のものは作れるようになっていました。あとは実践あるのみです。

いろんな人に「バルーンアートができるようになった」と話をして、「何か作ってみてください」と言われたらパパッと作るといったことを繰り返していきました。

クリスマスの時期には、サンタクロースがいろんな動物のところに行ってプレゼントを渡すというお話を考えて、バルーンアート劇場のようなことをしたこともあります。例えばクリスマスツリーを赤や緑など色鮮やかな色のバルーンで作って、そこにサンタクロースがプレゼントを持ってきたり、キリンやネズミ、リスやクマさんなんかをバルーンで作ったりして、「サンタさんがクマさんのところにもプレゼントを持ってきました」と即興でお話を語りながら、次々バルーンで動物を作って見せていきました。これはなかなか子どもたちに好評でした。

被災地には、風船のほかに、絵本や折り紙を切って作った切り絵なども持って行きました。この切り絵も、若い頃、大学病院でよく作って、子どもたちにあげていました。採血や注射などを受けてくれた子どもたちに、「よく頑張ったね」と言って僕からのご褒美みたいな形でよく渡していたのです。そのときの経験が被災地で活かされました。男の子にはカブトムシやクワガタを、女の子には蝶々の切り絵を作ったものをあげたのです。それもバルーンアート同様、子どもたちがキャッキャと喜んだので、僕は調子に乗って恐竜を作って見せたりもしました。

被災地では、子どもたちが笑顔を見せてくれることが何よりも大事だと僕は考えています。笑顔や笑いは心を元気にします。心が元気になれば身体も元気になるものです。子どもたちの笑いや笑顔があれば、被災地そのものが明るい雰囲気になりますし、この子たちの笑顔を守るために頑張ろうという勇気と希望が湧いてきます。

被災地で、そうした希望の種を蒔き、芽吹かせていくのが僕に課せられた役目ではないかと思いました。

そのために持参した絵本を読み聞かせしたり、持ってきたバイオリンでみんなが知っている曲を弾いて歌ってもらったりして、家をなくし、普段と違う生活をする子どもたちが安心して過ごせるように努めました。

被災地での思い出深いエピソードがあります。

絵本や風船、切り絵のほかに、僕は子どもたちと一緒にやろうとシャボン玉キットを200個持って行ったときのことです。

僕が子どもたちを集めてシャボン玉を楽しんでいると、避難所にいたおじいさん、おばあさんたちが近づいてきて、「私たちにもやらせて」と言います。

「もちろんいいですよ。一緒にやりましょう」と僕はおじいさん、おばあさんたちにもシャボン玉キットを渡しました。

彼ら彼女らが昔を懐かしむようにシャボン玉を「フーッ」と吹くと、大きくて綺麗なシャボン玉が空に舞っていきます。その光景を見た子どもたちは「わー、すごい〜」と歓声を上げて、おじいさん、おばあさんの近くに集まり、一緒になって「フーッ」とシャボン玉を吹き始めました。

僕はそんなふうに世代を超えて、これまで交流したことがないであろう子どもたちとおじいさん、おばあさんが一緒に笑顔で楽しむ様子に胸が熱くなったのを覚えています。


震災が起きてから2カ月くらい経った頃のことでした。この頃には、僕は陸前高田のほうにも出かけるようになっていきました。

被災地では車に乗ってあちこち行きます。僕は会う人々にできるだけ声をかけるようにしていました。

「僕は鹿児島から来ています」と話しかけると、多くの人たちがこんなことを言います。

「東北のこの悲惨な状況を、どうか鹿児島の人たちに知らせてください」

僕はそれまでこの被災地での様子を写真に撮ることはしていませんでした。目を背けたくなるような光景に、胸がいっぱいになって、「ここで見たことは自分の胸にしまっておこう」と勝手に思っていたのです。でも被災地の人たちに「みんなに知らせてほしい」と言われて、目が覚めました。

「そうか。このボランティアの意義は、被災地で自分にできることをすることだけではダメなんだ。この地に暮らす人たちが言うように、僕が暮らす鹿児島の人たちにこの状況をきちんと語っていくことも大事なことなんだ」と気づいたのです。

その日から僕は自分の目の前に広がる光景から目を背けずに、写真に撮り、鹿児島に戻るたびに家族やクリニックのスタッフ、仲間たちに話すようになりました。

野口さんとの関係が少しずつ変わっていったのはこの頃だったように思います。初めは県庁の職員として、僕のようなボランティアに指示を出すという感じでしたが、僕の活動ぶりを見ていたのか、徐々に子どもたちが多くいる保育園や施設などを教えてくれるようになり、一緒に出向くようになったのです。

そこで僕はギターやバイオリンを弾いて子どもたちと一緒に歌い、野口さんは子どもたちを集めてお話し会のようなことをするようになりました。

野口さんは子どもが好きなのか、子どもたちとの接し方がうまく、とても楽しそうにしています。

あるとき、僕は「子どもが好きなんですか?」と彼女の斜め少し後ろから声をかけました。彼女はまったく反応をしません。

最初はなぜ彼女が僕の声に気づかないのか分かりませんでした。何か考え事をしているから僕の声が聞こえないのかなと思い、その場で僕は彼女に「あの……」とか「野口さん……」と声をかけ続けたのです。それでも何も反応がなかったので、仕方なく彼女の肩をトントンと叩きました。

すると彼女がこちらを向き、「ああ、松田先生、どうされましたか?」と言います。

それで僕は彼女が耳が聞こえないのだと気づいたのです。

「野口さんはもしかして耳が聞こえないのですか?」と僕は聞きました。

「はい。もしかして今まで気がつきませんでしたか?」

野口さんはそう言うと、ちょっと驚いたように目を丸くしました。

「いや……だって、普通に話をしていたから」

彼女は僕を見て、にっこり微笑むと、右手の人差し指と中指を自分の目に向けたあと、その指を僕の口元に持っていきました。

それで僕は彼女が読唇術で僕の言っていることを理解して話していたのだと気づいたのです。

「あー、僕の唇の動きからなんて言っているのかを見ていたんですね」

「そうです」

「じゃあ、手話はできないのですか?」

僕は素朴な疑問を彼女に投げかけました。それまで彼女が手話をしているところを見たことがなかったからです。

「できますよ」

彼女はそう言いながら、手話をしました。

「でもあまりうまくありません」

手話とともにそう話すと、彼女は僕にとびきりの笑顔を向けたのです。

野口さんは、本人が言うように手話はあまり得意ではありませんでした。被災地で野口さんと同じように聴覚障害のある方に会ったとき、僕が下手くそな手話で会話をしていると、どうしても相手の手話で僕には分からないものが出てきます。そんなとき、僕は野口さんに「この手話はどういう意味？」とか「手話でこの言葉はどうやるの？」と聞くと「ちょっと待って、調べるから」と携帯電話で調べてくれました。

僕は野口さんという人を知れば知るほど、素晴らしい人だと思うようになっていきました。自分が聴覚障害者であることを感じさせず、またそのことを隠すわけでもなく、いつも自然体で堂々としている野口さんの振る舞い、生き方はなかなかできることではありません。

僕は仕事柄、いろんな難病を抱えた子どもたちと接します。そのなかには、自分が周りと違うことに気づき、思い悩む子もいますし、親が自分の子どもが難病であることを受け入れられず、子どもに「どうしてあなたはみんなと違うの！」と怒りをぶつけることで、子どもが萎縮してしまうケースを見てきました。僕はそうした子どもたちに「君はそのままでいいのだよ」と伝えます。また親御さんにも「この子にはこの子の良さがありますから、周りの子と比べて違っているからと思い悩んだり、この子にそのことで怒ったりしないでください」と言っていました。

本来、自分が人と少し違っているところがあったとしても誰もが野口さんのように堂々としていればいいのだと僕は思います。野口さんと出会って、改めて僕はそのことを再確認しました。

後日、もう一度、野口さんに「子どもは好きか？」と聞いてみたところ、僕が思ったとおり、彼女は子ども好きだったのです。また、もともと県庁で、障がいのある子どもやご家族を支援する課の係だったことも教えてくれました。

僕は野口さんが子どもたちと話をしたり遊んだりしている時間を利用して、子どもたちの親御さんと話をし、さまざまな相談事を受け始めます。

「何か今、心配なことはありますか？」と聞くと、お母さんたちからいろんな悩み事が出てきました。

「ちょうどこの時期に、子どもの予防接種を受けるはずだったのですが、このまま受けずにいて大丈夫でしょうか。またいつぐらいに予防接種を受けられるようになりますか？」ということから、「子どもが夜、なかなか眠れずにいるんです」といったことなど本当にいろいろな相談事が出てきます。

予防接種については、すぐにスケジュールを自治体に確認をして、「こういうスケジュールで今動いていますから、しばらくすれば受けられるようになりますから、大丈夫ですよ」と答え、子どもたちが夜、なかなか眠れずにいるという件については「そういうときはお母さんが何かお話をしたり、一緒に遊んだりされると子どもたちも気持ちが落ちついて眠れるようになると思います」とか「昼間、子どもたちが仲の良い友だちと一緒に遊ぶ時間をもったほうがいいですね」と、お母さんたちの心配を少しでも和らげられるように精一杯のアドバイスをしました。

僕の、東北の被災地でのボランティア活動は最初の年は毎月、翌年には2カ月に一度、一回に2週間ほどいる形で続いていったのです。

現地に入ると、まず野口さんと会い、彼女が「今日はここに行きましょう」という場所に出向きます。そこで、子どもたちと一緒に遊んだり、お話をしたり、絵本を読んだりといったことを繰り返していったのです。

そのうち被災地で感染症などの勉強会が行われるようになっていきました。住環境が悪いので、さまざまな感染症にかかるリスクが高かったからです。僕はそのためにプロジェクターやパソコンなどの機材も持って行くようになりました。最後はあまりに荷物が多く、また重くなってしまい、動きにくかったので、パソコンとバイオリンだけ持って行くようになっていったのです。

ある日、僕が子どもたちと一緒に歌っていると、野口さんがやってきて、「私も手話で歌に参加してもいいですか」と言いました。とてもうれしい申し入れです。さっそく僕たちは、野口さんと一緒に歌を歌うことにしたのです。

「いつ歌い始めればいいのか分からないので、合図をください」

そういう野口さんに僕は「分かりました」と伝え、バイオリンで演奏を始めます。野口さんがじっと僕を見ているのを感じました。歌い出しのところで、僕は野口さんの目を見て、大きく頷きます。

曲が始まると、野口さんは合図に合わせて軽やかに手話で歌い始めました。子どもたちと時々目を合わせながらにこやかに手話の歌を続けます。僕はその様子をしばらく見守っていました。すると、なんと歌の後半で野口さんが子どもたちと一緒に声に出して歌い始めたのです。突然のことで少しびっくりしましたが、大きな声で楽しそうに笑顔で歌う彼女はとてもすてきでした。

一緒に歌っていた子どもたちは、そんな彼女の歌声に感心し、いつも以上にその場に笑顔の花が咲いていったのです。僕は、野口さんの歌声と、子どもたちの笑顔に胸が熱くなるのを感じました。

それからというもの、野口さんは僕が子どもたちと一緒に歌っていると、そこに来て、一緒に歌うようになっていきました。

そんな野口さんは詩を書くのが好きだったようで、いつだったか僕に「ちょっとこれ、見てくれる?」と自分が書いた詩を見せてくれました。僕は彼女の詩を読んで、もしかしたら、彼女の詩に曲をつけて、彼女がその曲を歌いながら手話で歌詞を表現したら、すてきなパフォーマンスになるのではないかと思いついたのです。

「野口さん、あなたの詩、とても良いと思います。この詩に誰かに曲をつけてもらったらどうですか？　その曲を歌うとき、歌詞を手話で表現したらいいと思うんです」

彼女はうれしそうに満面の笑みを見せると、何度も大きく頷きました。

しばらくすると、彼女は本当に自分の詩に誰かに曲をつけてもらい、被災地で歌詞を手話で表現しながら歌うようになっていたのです。僕は彼女の行動力に驚きを隠せませんでした。

『ココロの風』というタイトルがついたその曲は、彼女の歌声に乗って、聞く人の心にジーンと響くものがあります。

彼女の口から発せられる歌詞が胸に染みわたるのです。彼女の歌を聞いた人なら誰もがそう感じるのではないかと僕は思いました。僕は、この曲を僕たちのボランティアグループ「おせっかい虫」のテーマソングにしようと考えました。そして、被災地にボランティアに行くたびに、僕たちが歌って野口さんが手話をするという形でやっていたのです。

彼女はことあるごとにこの曲を歌います。僕もこの曲を好きになり、一緒に歌ったり、彼女の歌に合わせてバイオリンで演奏させてもらったりするようになりました。

野口さんとは震災のボランティアを終えたあともメールで連絡を取り合うほど仲良くなり、鹿屋の『とっておきの音楽祭』には第1回から参加してくれています。

また、2022年には、彼女から知り合いのLGBTQのプロの音楽家の方を紹介してもらい、鹿屋でその方の講演会を開催しました。

LGBTQは社会的にも注目され、鹿屋にもそういう方がいることは知っていましたが、そういう人たちが抱えている問題や彼ら彼女らと交流を深めていくにはどうしたらいいのかなど、一度地域で勉強会をもちたいと思っていたのです。

野口さんと話をするなかで、そんな話題になり、相談したところ、「知り合いにいるから紹介してあげる」と言ってくれたのです。

その方は、フルート奏者で、音大を出て、オーケストラに入って音楽家としての道を歩んでいたといいます。でもそこでLGBTQだということが広まり、いじめや差別を受け、「僕はここにはいられない」とオーケストラを辞めたのだそうです。

大阪の人だったこともあり、その後、大阪と盛岡にスナックを開き、その2カ所で音楽を始め、パフォーマンスをするようになりました。盛岡ではラジオやテレビにも出演し、依頼があればLGBTQの代表として講演活動も行っているとのことです。

鹿屋での講演では、宮沢賢治が学生時代を過ごした盛岡から来たことを利用して、一人芝居ふうに、自らを宮沢賢治に見立ててトランクを持って舞台に登場し、SLの音を流しながら、「僕は盛岡から列車に乗って鹿屋に来ました」と話し始め、自分の生い立ちやこれまで経験してきたこと、LGBTQとして生きることについて語ってくれました。最後に、再びSLの音が流れると、「もうこんな時間だ。僕はもう帰らなければならない。それでは皆さん、またお会いできる日を楽しみにしています」と言って、舞台から去っていきます。

僕はこの講演、いや舞台と言ったほうが正しいかもしれません、その舞台を見て、この人は一流の役者だと思いました。過去、さまざまな経験を経て、自分らしく生きていける場所を見つけ、人にも自分にも正直に生きているのだと感じたのです。

そんな姿に、僕は人はどんな人も何かしら抱えて生きているのだと思い知りました。この人と知り合えたことで、僕はまた一つ、大きな学びを得ることができました。


野口さんには震災ボランティアのときからいつもさまざまな形で助けてもらっています。僕が仲間と一緒に鹿屋で音楽祭をやろうと思い立ち、まずはこの目で仙台の音楽祭を見ようと訪れたときにも駆けつけてくれました。そして、その会場で僕が「鹿屋で『とっておきの音楽祭』をやります」と宣言をすると、「本当にやるの？　大丈夫なの？」と心配し、「何かできることがあったら手伝うから」と言ってくれたのです。

鹿屋での最初の『とっておきの音楽祭』で出演者を集めているとき、僕は彼女のことを思い出し、メールを送りました。すると彼女からすぐに「分かりました。喜んで参加させてもらいます」と返信があったときは強い味方を得たように思ったものです。

音楽祭当日、彼女の初めての『とっておきの音楽祭』でのステージが始まりました。曲は東北の被災地で僕と一緒に歌った彼女が作詞した『ココロの風』です。伴奏は、ギターとバイオリンで「おせっかい虫」が担当しました。そして、耳の聞こえない彼女にとっては曲が始まるタイミングをはかるのが難しかったため、会場の一番前に彼女に曲の出だしや、音の高低をジェスチャーで教える人を設けてもらいました。こうしてステージは大成功を収めることができたのです。

それ以降、彼女は鹿屋の『とっておきの音楽祭』に第10回くらいまで毎回参加してくれました。また、熊本や仙台の『とっておきの音楽祭』のステージにも立ち、『ココロの風』と鹿屋の『とっておきの音楽祭の歌』を歌ってくれています。もちろんそのときには僕も一緒にステージに上がり、バイオリンを弾かせてもらいました。また、今でも『ココロの風』は、音楽祭で演奏し、音楽隊が手話をつけて歌ってくれています。

野口さんのそうした活動は彼女を新たなステージに押し上げていったのです。

『青葉城恋唄』などで知られる歌手のさとう宗幸さんという方が仙台にいます。あるとき、彼が『とっておきの音楽祭』に参加しました。そこでさとうさんは野口さんと出会い、親しくなって、彼女の詩に曲をつける約束をしたのです。

２０２２年５月、さとうさんのコンサートに、野口さんの姿がありました。ゲスト出演としてさとうさんから出演依頼があったのです。歌うのは、野口さんの詩にさとうさんが曲をつけた楽曲でした。

大きなステージでプロの歌い手であるさとうさんと歌う野口さんの姿を見たとき、僕は自分のことのようにうれしく思いながら、「あー、野口さんはもう僕の手の届かない有名人になってしまったなあ」とほんの少し寂しさを感じたのを覚えています。

でも僕は野口さんのこの活躍、新たな展開を見て、「僕もまだまだ新しいことにチャレンジしていけば次のステージにつながれる」と勇気と希望をもらいました。

鹿屋で、もっともっと僕にできること、僕がやらなければならないことがあります。

幸いにも、僕は小児科医として仕事をするなかで、多くの人と交流を結び、その人たちからさまざまなことを教わっています。野口さんもその一人です。

彼女のパワフルに生きる姿を見ていると、僕などもっともっといろいろなことにチャレンジしていけるはずだと実感します。

これからも人との出会いを大切に、患者である子どもたちの成長を見守りながら、家族との交流を大事に続けていきたいと思っています。時には音楽祭に一緒に参加をしたり、地域の人たちとＬＧＢＴＱを勉強したようにさまざまなことを学ぶ場を設けたりしながら、地域の役に立てる街の小児科医として、野口さんのように、パワフルに、今後もさまざまなことにチャレンジしていきたいです。

エピローグ

僕は本当に人に恵まれていると思います。

子どもの頃は家が経済的に厳しくて苦労をしたこともありましたけど、家族みんなで支え合うことで笑顔が絶えることはありませんでした。

兄の勧めで医者になることを決意して、大学の医学部に入ってからは、難病問題研究会に入ったことで筋ジストロフィーの人たちと出会い、こうした難病とたたかう人たちから「生きる」ことの意味を教わったことは、その後の僕の人生を大きく変えてくれたと感じています。

大学を卒業し、小児科医として働くようになってからは素晴らしい先輩医師や患者たちによって僕の世界はどんどん広がり、いろんな人とつながるようになっていきました。

こんなふうに大勢の人に支えられ、多くの気づきを得て学ぶうちに、人との出会いも人生も自分の心持ちで変わっていくものなのだということを、僕は身をもって体験していったのです。

難病を抱えた人もそうでない人も、自分の人生は自分だけのものです。僕の命も人生も僕だけのもので、誰にも代わりを務めることはできません。

僕は常にそのことを患者である子どもたちにも親御さんたちにも語っています。

僕が所属するとっておきの音楽隊のコンセプト「みんな違ってみんないい」というのは、本当に素晴らしい言葉です。難病を抱えた人たちと交流がある僕にとって、この言葉は世界中に広めていきたいものの一つとなっています。

小児科医になったとき、ただ治療をしてそれで「はい、終わりです」と言って、ある意味、事務的にただ診察だけをする医師になる道もあったかもしれません。でも僕は、そうではない道を選びました。それで本当に良かったと思っています。そうでなかったら今の僕はいないからです。

この本で紹介した僕が出会った素晴らしい人たちによって、僕は自分の気持ちに正直に生きることを教えてもらいました。そのおかげで僕はいろいろなしがらみから解放され、自由に生きることの大切さを知ったのです。

周りの目を気にしたり、自分のやりたいと思うことをせずに周囲を気遣ったり、何かと理由をつけてやらないでいるのは、自分のもっている才能を潰してしまうことのように思います。

もちろん自分の気持ちに正直に自由に生きるのには、それなりの覚悟と努力が必要です。でも、だからこそ人生は面白いと僕は思います。またそういう生き方をしていると、自然と同じような生き方をしている素晴らしい人たちとの出会いに恵まれていくから不思議です。それが今では僕の人生における宝物になっています。

僕はまだ人生半ば、これからまだまだやりたいことがたくさんあります。例えばとっておきの音楽隊のメンバーとオーケストラの共演です。僕は彼ら彼女らと一緒にクラシック音楽の素晴らしさを味わうということを体験できたらとその舞台を夢見ています。

絵本もまた出版したいと二つほど準備中です。一つは特攻隊のお話を考えています。鹿児島は特攻隊のための飛行場があったところですから、特攻隊のことを地域の人たち、特に戦争を知らない子どもたちに知ってもらいたいのです。

もう一つは、屋久島を舞台にした、人間が侵してきた自然破壊についての物語を準備しています。屋久島で遭難した親子が出会った最古の縄文杉との約束を描いたお話です。

ＮＰＯ法人にした『とってておきの音楽祭 ｉｎ かのや』の運営も、『とってておきの音楽祭』の継続も、地域の人たちと続けているさまざまな勉強会もまだまだ続けていく予定でいます。

僕は大学時代、難病問題研究会のほかに、もう一つ、山岳部にも所属していました。最初はまったく登山に興味はありませんでしたが、先輩たちと山に登っているうちに、その楽しさに気づいていったのです。

山登りは一歩一歩、少しずつ前に進んでいくうちに、頂上に辿り着きます。そこには見たこともないような景色が広がっていました。それは人生みたいだなと思ったのです。あるとき、僕は春山で足を滑らせて20メートルくらい雪の上を落下したことがありました。慌ててピッケル（先端に金具のついた杖）を雪の斜面にグッと刺して、そこにしがみついたのです。

一瞬、これまでか！　と思いました。でも上から後輩たちがザイル（登山用ロープ）を投げてくれたおかげで助かったのです。山に登っていないときにみんなでこうしたときに備えて訓練をしていた賜物でした。

人生も同じです。自分の生きる道を見つけたら、その道を一歩一歩、登山のように進んでいくのです。そのために努力をしなければならないし、準備や訓練が必要なこともあると思います。でもその先には思いもしない世界が広がっています。

この本に登場する難病を抱えた僕の大切な友人たちはそうして自分の人生を切り拓いていった人たちです。どうかこの本が、読んでくださったみなさまの人生のお役に立てることを願っています。

（このストーリーは、事実を基にしたノンフィクション・エッセイですが、人名に関しては一部仮名を使用しております）

〈著者紹介〉
松田幸久（まつだ ゆきひさ）

1955年生まれ、長崎県島原市出身。1983年鹿児島大学医学部卒業、同大小児科入局。医学博士。専攻は臨床遺伝学。鹿児島大学先天異常外来担当、鹿児島大学医学部非常勤講師、鹿児島こども病院副院長を経て、2001年8月に鹿屋市西原にて医療法人あきなお会「まつだこどもクリニック」を開業、難病を抱えた子どもたちと接するようになり童話を書き始める。1993年、鹿児島市主催「子どもに聞かせたい創作童話」低学年部門にて自身が執筆した『魔法のドロップ』が特選を受賞し、のちに書籍としても刊行（石風社）。2023年7月には著者が理事を務める第33回病児保育全国大会を鹿児島にて開催。

本書についての
ご意見・ご感想はコチラ

とっておきの診療ノート
僕とすてきな友人たちとの6つの物語

2023年9月22日　第1刷発行

著　者　　松田幸久
発行人　　久保田貴幸

発行元　　株式会社 幻冬舎メディアコンサルティング
〒151-0051　東京都渋谷区千駄ヶ谷4-9-7
電話　03-5411-6440（編集）

発売元　　株式会社 幻冬舎
〒151-0051　東京都渋谷区千駄ヶ谷4-9-7
電話　03-5411-6222（営業）

印刷・製本　中央精版印刷株式会社
装　丁　　弓田和則
装　画　　中島梨絵

検印廃止

Printed in Japan
ISBN 978-4-344-94730-6 C0047
幻冬舎メディアコンサルティングＨＰ
https://www.gentosha-mc.com/